ゆびさし

病院で役に立つ

6カ国語
会話手帳

芦田ルリ 編著（日英）

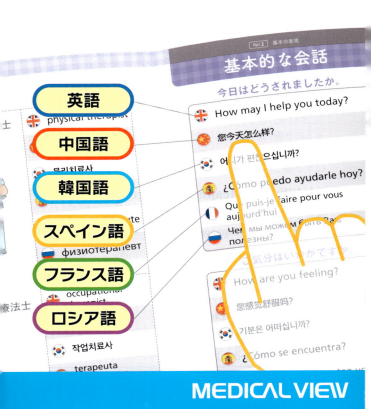

MEDICAL VIEW

● 気持ちを伝える
お気の毒に。 ……………………………………………………………… 48
大変ですね。 ……………………………………………………………… 48
心配しないでください。 ………………………………………………… 49

Part 3　受付

● 受付書類
名前 ……………………………………………………………………… 53
住所 ……………………………………………………………………… 53
電話番号 ………………………………………………………………… 53
男性／女性 ……………………………………………………………… 53
生年月日 ………………………………………………………………… 53
国籍 ……………………………………………………………………… 53
健康保険をおもちですか。 ……………………………………………… 54
体温 ……………………………………………………………………… 54
どのような症状ですか。 ………………………………………………… 54
症状はどのくらい続いていますか。 …………………………………… 54
現在なにか薬を飲んでいますか。 ……………………………………… 54
この用紙にご記入ください。 …………………………………………… 55
時間をかけて結構ですよ。 ……………………………………………… 55
（記入が）終わったら知らせてください。 …………………………… 56

● 受付
診察券をお見せください。 ……………………………………………… 56
予約はありますか。 ……………………………………………………… 57
紹介状はおもちですか。 ………………………………………………… 57
この病院は初めてですか。 ……………………………………………… 58
どのような健康保険をおもちですか。 ………………………………… 58
旅行保険をおもちですね。 ……………………………………………… 59
ここでは全額お支払いください。 ……………………………………… 59
後日保険会社から返金してもらってください。 ……………………… 60
まず登録をお願いします。 ……………………………………………… 60
これがあなたの診察券です。 …………………………………………… 61
どの専門医に診てもらいたいですか。 ………………………………… 61
この病院は特定機能病院です。 ………………………………………… 62
紹介状がなければ追加料金を払わなければなりません。 …………… 62

● 体温を測る
体温を測りますね。 …… 63
脇の下に体温計を挟んでください。 …… 63
ピーという音が鳴るまで待ってください。 …… 64
平熱はいくつですか。 …… 64

● 待合室
3番の部屋の前でお待ちください。 …… 65
長くお待ちになるかもしれません。 …… 65
長くお待たせしてすみません。 …… 66
30分位なら席を外しても結構です。 …… 66
お名前が呼ばれます。 …… 67
名前が呼ばれたら部屋に入ってください。 …… 67
受付にこのファイルを渡してください。 …… 68

Part 4 診察室

● 簡単な問診
症状について聞かせてください。 …… 70
いつ始まりましたか。 …… 70
どこが痛いですか。 …… 71
もう少し詳しく話してくださいますか。 …… 71
どのような痛みですか。 …… 72
ほかに熱などの症状はありますか。 …… 72
下痢はしていますか。 …… 73
最近ほかの国に行きましたか。 …… 73
いつ日本に来ましたか。 …… 74
便通はいかがですか。 …… 74
なにかアレルギーはありますか。 …… 75
このマスクをしてください。 …… 75

● 薬剤の確認
なにか薬は飲みましたか。 …… 76
なにかサプリメントを飲んでいますか。 …… 76

● 身体診察
この椅子にお座りください。 …… 77
荷物はここに置いてください。 …… 77

自動支払機でお支払いください。 180
現金でもキャッシュカードでもお支払いできます。 181
サインにしますか　暗証番号入力にしますか。 181
こちらが領収書です。 182
英語の領収証が必要ですか。 182
外来の会計におたずねください。 183
なにか問題があれば聞いてください。 183
紹介状をお渡しします。 184
20分でご用意できます。 184

Part 9　服薬指導

● 薬剤の購入
これが処方箋です。 186
院内の薬局で薬を受け取ってください。 186
会計のときに番号札を受け取ります。 187
スクリーンに番号が出ます。 187
番号札を薬剤受付におもちください。 188
院外の薬局で薬を購入してください。 188
（薬は）本日を入れて4日以内にご購入ください。 189

● 服薬の説明
毎食後1錠，1日3回服用してください。 190
この薬は痛みを和らげると思います。 190
- カプセル 191
- 粉薬 191
- 軟膏 192
- 点眼薬 192
- 市販薬 193
- 漢方薬 193
- 鎮痛薬 194
- 咳止め薬 194
- 抗生物質 195
- 解熱薬 195
- 胃腸薬 196

服薬間隔を少なくても6時間は空けてください。 196
抗生物質を3日間服用する必要があります。 197
この薬を飲んでいるときはお酒を飲まないでください。 197

眠気や吐き気などの副作用を起こすかもしれません。 ……………… 198
この薬を飲んだら運転しないでください。 …………………………… 198
この温湿布を貼ってください。 ………………………………………… 199
皮膚が痒くなったら湿布を外してください。 ………………………… 199
座薬を使ったことはありますか。 ……………………………………… 200
この薬を肛門に入れてください。 ……………………………………… 200

Part 10 緊急時

● 緊急時の表現

火事だ！ …………………………………………………………………… 202
地震です！ ………………………………………………………………… 202
落ち着いてください。 …………………………………………………… 203
消防隊が来ます。 ………………………………………………………… 203
スタッフの指示に従ってください。 …………………………………… 204
お静かにして放送を聞いてください。 ………………………………… 204
エレベータは使わないでください。 …………………………………… 205
体を低くして煙を吸わないようにしてください。 …………………… 205
非常口を使ってください。 ……………………………………………… 206
建物から離れてください。 ……………………………………………… 206
頭を守ってください。 …………………………………………………… 207
この建物は安全です。 …………………………………………………… 207
窓や大きな家具から離れてください。 ………………………………… 208
机や椅子の下に隠れてください。 ……………………………………… 208
この辺りにいてください。 ……………………………………………… 209
私と一緒に来てください。 ……………………………………………… 209

本書の特長・使い方

●ゆびさし方式

さまざまな言語を習得し，実際に外国人患者さんと話してコミュニケーションをとることができるのが理想ではありますが，現実はなかなかうまくいきません。そこで本書が採用したのが「ゆびさし」です。本書はさまざまなシチュエーションに応じたフレーズを豊富に掲載しています。それらのフレーズを正しく発音できなくても，読めなくても構いません。まずは「ゆびさし」で外国人患者さんと積極的にコミュニケーションを取りましょう。

●6つの言語をカバー

本書で扱っている言語は，医療現場で活躍する看護師の方々から要望の多かった「英語，中国語，韓国語，スペイン語，フランス語，ロシア語」の6カ国語です。本書が1冊あれば，ほとんどの外国人患者さんとコミュニケーションが取れるでしょう。

●よく使われる自然なフレーズ

本書に掲載しているフレーズは直訳ではありません。それぞれ特定の状況でよく使われる，各国語のネイティブスピーカーにとって自然な表現を選んで掲載しています。

編著者，翻訳協力

編著（日英）
芦田ルリ 東京慈恵会医科大学国際交流センター 教授

翻訳協力
YakuRu有限会社（ロシア語）
株式会社ファーストネットジャパン
（中国語，韓国語，スペイン語，フランス語）

Part 1
基本の単語

体の部位

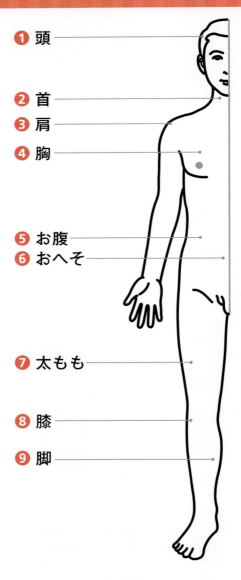

1. 頭
2. 首
3. 肩
4. 胸
5. お腹
6. おへそ
7. 太もも
8. 膝
9. 脚

体の部位

❶ 頭	🇬🇧 head 🇨🇳 头 🇰🇷 머리	🇪🇸 cabeza 🇫🇷 tête 🇷🇺 голова
❷ 首	🇬🇧 neck 🇨🇳 脖子/颈子 🇰🇷 목	🇪🇸 cuello 🇫🇷 cou 🇷🇺 шея
❸ 肩	🇬🇧 shoulder 🇨🇳 肩 🇰🇷 어깨	🇪🇸 hombro 🇫🇷 épaule 🇷🇺 плечо
❹ 胸	🇬🇧 chest 🇨🇳 胸 🇰🇷 가슴	🇪🇸 pecho 🇫🇷 poitrine 🇷🇺 грудь
❺ お腹	🇬🇧 abdomen/belly/tummy 🇨🇳 腹部 🇰🇷 배	🇪🇸 barriga 🇫🇷 ventre/abdomen 🇷🇺 живот
❻ おへそ	🇬🇧 navel/belly button 🇨🇳 肚脐 🇰🇷 배꼽	🇪🇸 ombligo 🇫🇷 nombril 🇷🇺 пупок
❼ 太もも	🇬🇧 thigh 🇨🇳 大腿 🇰🇷 허벅지	🇪🇸 muslo 🇫🇷 cuisse 🇷🇺 бедро
❽ 膝	🇬🇧 knee 🇨🇳 膝盖 🇰🇷 무릎	🇪🇸 rodilla 🇫🇷 genou 🇷🇺 колено
❾ 脚	🇬🇧 leg 🇨🇳 腿 🇰🇷 다리	🇪🇸 pierna 🇫🇷 jambe 🇷🇺 нога

Part 1 基本の単語

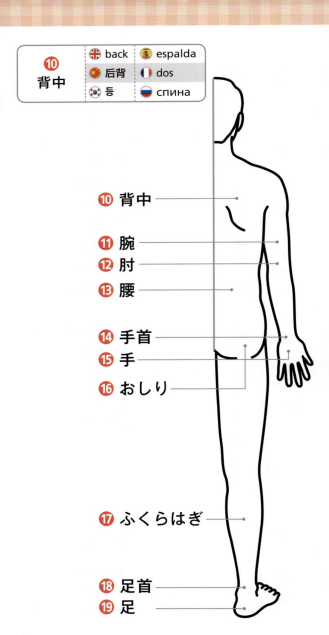

❿ 背中	🇬🇧 back	🇪🇸 espalda
	🇨🇳 后背	🇫🇷 dos
	🇰🇷 등	🇷🇺 спина

❿ 背中

⓫ 腕
⓬ 肘
⓭ 腰

⓮ 手首
⓯ 手
⓰ おしり

⓱ ふくらはぎ

⓲ 足首
⓳ 足

体の部位

⑪ 腕	🇬🇧 arm 🇨🇳 手臂 🇰🇷 팔	🇪🇸 brazo 🇫🇷 bras 🇷🇺 рука
⑫ 肘	🇬🇧 elbow 🇨🇳 肘 🇰🇷 팔꿈치	🇪🇸 codo 🇫🇷 coude 🇷🇺 локоть
⑬ 腰	🇬🇧 waist 🇨🇳 腰 🇰🇷 허리	🇪🇸 cintura 🇫🇷 hanche 🇷🇺 поясница
⑭ 手首	🇬🇧 wrist 🇨🇳 手腕 🇰🇷 손목	🇪🇸 muñeca 🇫🇷 poignet 🇷🇺 запястье
⑮ 手	🇬🇧 hand 🇨🇳 手 🇰🇷 손	🇪🇸 mano 🇫🇷 main 🇷🇺 кисть руки
⑯ おしり	🇬🇧 buttocks/bottom 🇨🇳 臀部 🇰🇷 엉덩이	🇪🇸 trasero 🇫🇷 fesses 🇷🇺 ягодицы
⑰ ふくらはぎ	🇬🇧 calf 🇨🇳 腿肚 🇰🇷 종아리	🇪🇸 gemelo 🇫🇷 mollet 🇷🇺 икроножная область
⑱ 足首	🇬🇧 ankle 🇨🇳 脚踝 🇰🇷 발목	🇪🇸 tobillo 🇫🇷 cheville 🇷🇺 щиколотка
⑲ 足	🇬🇧 foot 🇨🇳 脚 🇰🇷 발	🇪🇸 pierna 🇫🇷 pied 🇷🇺 стопа

Part 1 基本の単語

Part 1 基本の単語

症候，疾患

痛み

- pain
- 疼痛
- 통증
- dolor
- douleur
- боль

頭痛

- headache
- 头痛
- 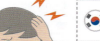 두통
- dolor de cabeza
- mal de tête
- головная боль

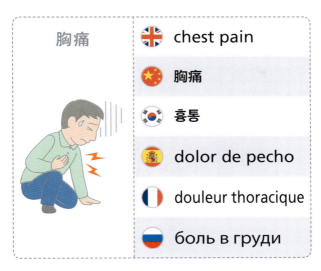

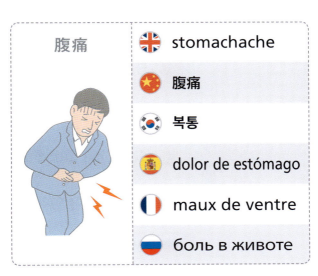

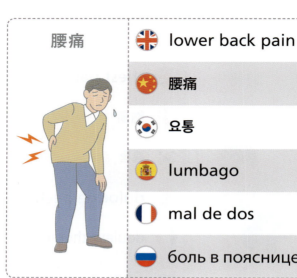

腰痛	🇬🇧 lower back pain
	🇨🇳 腰痛
	🇰🇷 요통
	🇪🇸 lumbago
	🇫🇷 mal de dos
	🇷🇺 боль в пояснице

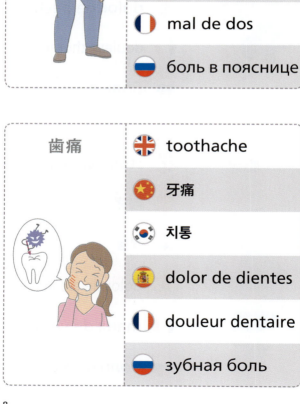

歯痛	🇬🇧 toothache
	🇨🇳 牙痛
	🇰🇷 치통
	🇪🇸 dolor de dientes
	🇫🇷 douleur dentaire
	🇷🇺 зубная боль

症候，疾患

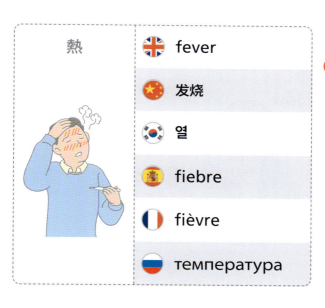

熱	🇬🇧 fever
	🇨🇳 发烧
	🇰🇷 열
	🇪🇸 fiebre
	🇫🇷 fièvre
	🇷🇺 температура

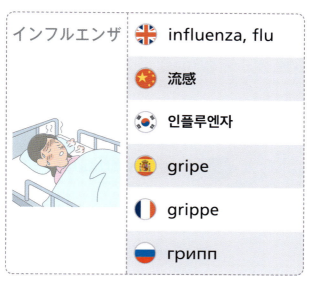

インフルエンザ	🇬🇧 influenza, flu
	🇨🇳 流感
	🇰🇷 인플루엔자
	🇪🇸 gripe
	🇫🇷 grippe
	🇷🇺 грипп

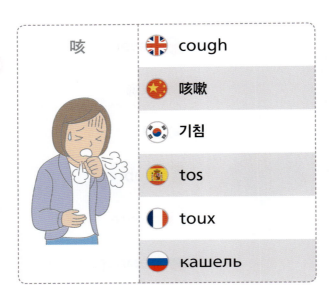

咳	
🇬🇧	cough
🇨🇳	咳嗽
🇰🇷	기침
🇪🇸	tos
🇫🇷	toux
🇷🇺	кашель

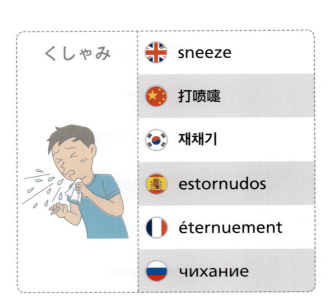

くしゃみ	
🇬🇧	sneeze
🇨🇳	打喷嚏
🇰🇷	재채기
🇪🇸	estornudos
🇫🇷	éternuement
🇷🇺	чихание

症候，疾患

結核	🇬🇧 tuberculosis
	🇨🇳 结核
	🇰🇷 결핵
	🇪🇸 tuberculosis
	🇫🇷 tuberculose
	🇷🇺 туберкулез

喘息	🇬🇧 asthma
	🇨🇳 哮喘
	🇰🇷 천식
	🇪🇸 asma
	🇫🇷 asthme
	🇷🇺 астма

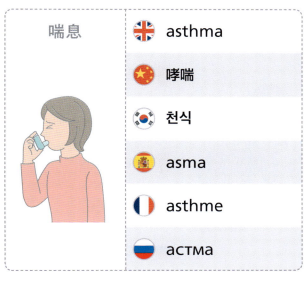

花粉症	
🇬🇧	hay fever, pollen allergy
🇨🇳	花粉症
🇰🇷	화분증
🇪🇸	fiebre del heno
🇫🇷	allergie aux pollens
🇷🇺	сенная лихорадка/ аллергия на пыльцу растений

吐き気	
🇬🇧	nausea
🇨🇳	恶心/想吐
🇰🇷	매스꺼움
🇪🇸	náuseas
🇫🇷	nausée
🇷🇺	тошнота

症候，疾患

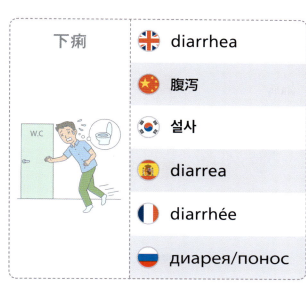

下痢
- 🇬🇧 diarrhea
- 🇨🇳 腹泻
- 🇰🇷 설사
- 🇪🇸 diarrea
- 🇫🇷 diarrhée
- 🇷🇺 диарея/понос

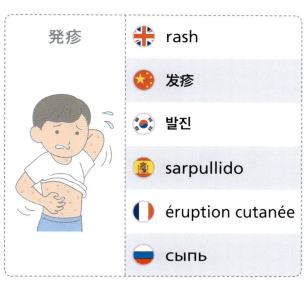

発疹
- 🇬🇧 rash
- 🇨🇳 发疹
- 🇰🇷 발진
- 🇪🇸 sarpullido
- 🇫🇷 éruption cutanée
- 🇷🇺 сыпь

めまい	
	dizziness
	晕眩
	현기증
	mareos
	vertiges/la tête qui tourne
	головокружение

食中毒	
	food poisoning
	食物中毒
	식중독
	intoxicación alimentaria
	intoxication alimentaire
	пищевое отравление

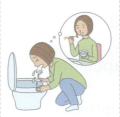

心臓発作

 heart attack

 心脏病发作

 심장 발작

 ataque al corazón

 crise cardiaque

 сердечный приступ

発作

 convulsion/seizure

 发作

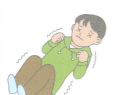 경련

 convulsión

 convulsión

 конвульсии

貧血	
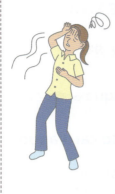	🇬🇧 anemia
	🇨🇳 贫血
	🇰🇷 빈혈
	🇪🇸 anemia
	🇫🇷 anémie
	🇷🇺 анемия

糖尿病	
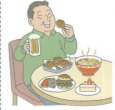	🇬🇧 diabetes
	🇨🇳 糖尿病
	🇰🇷 당뇨병
	🇪🇸 diabetes
	🇫🇷 diabète
	🇷🇺 сахарный диабет

症候，疾患

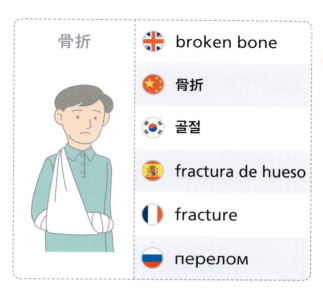

骨折
- 🇬🇧 broken bone
- 🇨🇳 骨折
- 🇰🇷 골절
- 🇪🇸 fractura de hueso
- 🇫🇷 fracture
- 🇷🇺 перелом

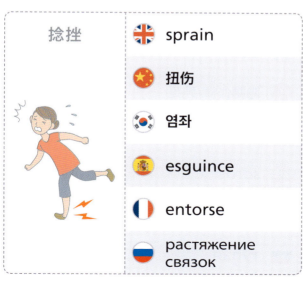

捻挫
- 🇬🇧 sprain
- 🇨🇳 扭伤
- 🇰🇷 염좌
- 🇪🇸 esguince
- 🇫🇷 entorse
- 🇷🇺 растяжение связок

Part 1 基本の単語

痛みの表現

鋭い

🇬🇧	sharp
🇨🇳	激烈
🇰🇷	날카로운
🇪🇸	agudo
🇫🇷	aigu
🇷🇺	режущая/острая

鈍い

🇬🇧	dull
🇨🇳	隐隐作痛/吨疼
🇰🇷	둔한
🇪🇸	sordo
🇫🇷	brutale
🇷🇺	тупая

刺すような

- 🇬🇧 stabbing
- 🇨🇳 针刺般疼
- 🇰🇷 찌르는 듯한
- 🇪🇸 pinchazos
- 🇫🇷 lancinant
- 🇷🇺 колющая

ギュッと締めつけられるような

- 🇬🇧 squeezing
- 🇨🇳 绞痛
- 🇰🇷 쥐어짜는 듯한
- 🇪🇸 asfixiante
- 🇫🇷 comme un serrement
- 🇷🇺 сдавливающая

焼けるような

🇬🇧	burning
🇨🇳	烧伤般
🇰🇷	화끈거리는
🇪🇸	que quema
🇫🇷	brûlant
🇷🇺	жгучая

ずきずきする

🇬🇧	throbbing
🇨🇳	跳痛
🇰🇷	욱신거리는
🇪🇸	punzante
🇫🇷	pulsatile
🇷🇺	пульсирующая

慢性の

- 🇬🇧 chronic
- 🇨🇳 慢性
- 🇰🇷 만성의
- 🇪🇸 crónico
- 🇫🇷 chronique
- 🇷🇺 хроническая

急性の

- 🇬🇧 acute
- 🇨🇳 急性
- 🇰🇷 급성의
- 🇪🇸 repentino
- 🇫🇷 aiguë
- 🇷🇺 острая/внезапная

継続的な

🇬🇧	constant/continuous
🇨🇳	持续
🇰🇷	지속적인
🇪🇸	constante
🇫🇷	constant
🇷🇺	постоянная/непрекращающаяся

現れたり消えたりする

🇬🇧	comes and goes/comes on and off
🇨🇳	时而出现时而消失
🇰🇷	나타나거나 사라지거나 함
🇪🇸	va y viene
🇫🇷	réapparaît puis disparaît, etc.
🇷🇺	возникающая периодически

診療科の名称

内科

- 🇬🇧 Internal Medicine
- 🇨🇳 内科
- 🇰🇷 내과
- 🇪🇸 Medicina Interna
- 🇫🇷 Médecine interne
- 🇷🇺 Терапия

呼吸器科

- 🇬🇧 Respiratory Medicine
- 🇨🇳 呼吸科
- 🇰🇷 호흡기과
- 🇪🇸 Medicina Respiratoria
- 🇫🇷 Pneumologie
- 🇷🇺 Пульмонология

循環器科

- 🇬🇧 Cardiology
- 🇨🇳 心血管科
- 🇰🇷 순환기과
- 🇪🇸 Cardiología
- 🇫🇷 Cardiologie
- 🇷🇺 Кардиология

消化器科

- 🇬🇧 Gastroenterology
- 🇨🇳 消化科
- 🇰🇷 소화기과
- 🇪🇸 Medicina Gastrointestinal
- 🇫🇷 Gastro-entérologie
- 🇷🇺 Гастроэнтерология

小児科

- 🇬🇧 Pediatrics
- 🇨🇳 小儿科
- 🇰🇷 소아과
- 🇪🇸 Pediatría
- 🇫🇷 Pédiatrie
- 🇷🇺 Педиатрия

整形外科

- 🇬🇧 Orthopedic Surgery
- 🇨🇳 整形外科
- 🇰🇷 정형외과
- 🇪🇸 Cirugía Ortopédica
- 🇫🇷 Chirurgie orthopédique
- 🇷🇺 отделение ортопедической хирургии

産婦人科

- 🇬🇧 Obstetrics and Gynecology
- 🇨🇳 妇产科
- 🇰🇷 산부인과
- 🇪🇸 Ginecología y Obstetricia
- 🇫🇷 Gynécologie et d'obstétrique
- 🇷🇺 Акушерство и гинекология

泌尿器科

- 🇬🇧 Urology
- 🇨🇳 泌尿科
- 🇰🇷 비뇨기과
- 🇪🇸 Urología
- 🇫🇷 Urologie
- 🇷🇺 Урология

皮膚科

- 🇬🇧 Dermatology
- 🇨🇳 皮肤科
- 🇰🇷 피부과
- 🇪🇸 Dermatología
- 🇫🇷 Dermatologie
- 🇷🇺 Дерматология

耳鼻咽喉科

- 🇬🇧 Ear Nose and Throat (ENT)/ Otorhinolaryngology
- 🇨🇳 耳鼻咽喉科
- 🇰🇷 이비인후과
- 🇪🇸 Otorrinolaringología
- 🇫🇷 Oto-rhino-laryngologie (ORL)
- 🇷🇺 Оториноларингология (ЛОР, Ухо-горло-нос)

眼科

🇬🇧	Ophthalmology
🇨🇳	眼科
🇰🇷	안과
🇪🇸	Oftalmología
🇫🇷	Ophtalmologie
🇷🇺	Офтальмология

精神科

🇬🇧	Psychiatry
🇨🇳	精神科
🇰🇷	정신과
🇪🇸	Psiquiatría
🇫🇷	Psychiatrie
🇷🇺	Психиатрия

脳神経外科

- 🇬🇧 Neurosurgery
- 🇨🇳 脑神经外科
- 🇰🇷 뇌신경외과
- 🇪🇸 Neurocirugía
- 🇫🇷 Neurochirurgie
- 🇷🇺 Нейрохирургия

外科

- 🇬🇧 Surgery
- 🇨🇳 外科
- 🇰🇷 외과
- 🇪🇸 Cirugía
- 🇫🇷 Chirurgie
- 🇷🇺 Хирургия

歯科

- 🇬🇧 Dentistry
- 🇨🇳 牙科
- 🇰🇷 치과
- 🇪🇸 Odontología
- 🇫🇷 Médecine dentaire
- 🇷🇺 Стоматология

Part 2
基本の表現

基本の表現

～してください。

🇬🇧	Please do…
🇨🇳	请～。
🇰🇷	~해 주세요.
🇪🇸	Por favor…
🇫🇷	…., s'il vous plaît.
🇷🇺	Пожалуйста, сделайте…

～していいですか。

🇬🇧	May I…?
🇨🇳	可以～吗?
🇰🇷	~해도 되겠습니까?
🇪🇸	¿Le importa si…?
🇫🇷	Puis-je … ?
🇷🇺	Можно…?

〜したいですか。

- 🇬🇧 Would you like to…?
- 🇨🇳 您想～吗?
- 🇰🇷 ~하시고 싶습니까?
- 🇪🇸 ¿Le gustaría que…?
- 🇫🇷 Voudriez-vous … ?
- 🇷🇺 Вы хотите сделать… ?

あいさつと自己紹介

おはようございます。

🇬🇧	Good morning.
🇨🇳	早上好。
🇰🇷	안녕하세요.
🇪🇸	Buenos días.
🇫🇷	Bonjour.
🇷🇺	Доброе утро. (Здравствуйте.)

こんにちは。

🇬🇧	Good afternoon.
🇨🇳	您好。
🇰🇷	안녕하세요.
🇪🇸	Hola.
🇫🇷	Bonjour.
🇷🇺	Добрый день. (Здравствуйте.)

あいさつと自己紹介

こんばんは。

- 🇬🇧 Good evening.
- 🇨🇳 晚上好。
- 🇰🇷 안녕하세요.
- 🇪🇸 Buenas tardes.
- 🇫🇷 Bonsoir.
- 🇷🇺 Добрый вечер. (Здравствуйте.)

ありがとうございます。

- 🇬🇧 Thank you.
- 🇨🇳 谢谢。
- 🇰🇷 감사합니다.
- 🇪🇸 Gracias.
- 🇫🇷 Merci.
- 🇷🇺 Спасибо.

Part 2 基本の表現

お大事に。

- 🇬🇧 Take care.
- 🇨🇳 请保重。
- 🇰🇷 몸조심하세요.
- 🇪🇸 Cuídese.
- 🇫🇷 Prenez soin de vous.
- 🇷🇺 Будьте здоровы.

看護師の〜です。

- 🇬🇧 I'm Nurse ….
- 🇨🇳 我是护士〜。
- 🇰🇷 간호사인 ~입니다.
- 🇪🇸 Soy su enfermera, me llamo…
- 🇫🇷 Je suis l'infirmier（男性）/ infirmière（女性）…
- 🇷🇺 Я медбрат...（男性）/ Я медсестра...（女性）

あいさつと自己紹介

私は看護師です。

- 🇬🇧 I'm a nurse.
- 🇨🇳 我是护士。
- 🇰🇷 저는 간호사입니다.
- 🇪🇸 Soy enfermera.
- 🇫🇷 Je suis infirmier（男性）/ infirmière（女性）.
- 🇷🇺 Я медбрат.（男性）/ Я медсестра.（女性）

薬剤師

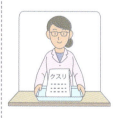

- 🇬🇧 pharmacist
- 🇨🇳 药剂师
- 🇰🇷 약사
- 🇪🇸 farmacéutico
- 🇫🇷 pharmacien(ne)
- 🇷🇺 фармацевт

理学療法士	🇬🇧 physical therapist
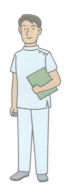	🇨🇳 理疗师
	🇰🇷 물리치료사
	🇪🇸 fisioterapeuta
	🇫🇷 physiothérapeute
	🇷🇺 физиотерапевт

作業療法士	🇬🇧 occupational therapist
	🇨🇳 作业疗法师
	🇰🇷 작업치료사
	🇪🇸 terapeuta ocupacional
	🇫🇷 ergothérapeute
	🇷🇺 специалист по трудотерапии

基本的な会話

今日はどうされましたか。

- 🇬🇧 How may I help you today?
- 🇨🇳 您今天怎么样?
- 🇰🇷 어디가 편찮으십니까?
- 🇪🇸 ¿Cómo puedo ayudarle hoy?
- 🇫🇷 Que puis-je faire pour vous aujourd'hui ?
- 🇷🇺 Чем мы можем быть Вам полезны?

ご気分はいかがですか。

- 🇬🇧 How are you feeling?
- 🇨🇳 您感觉舒服吗?
- 🇰🇷 기분은 어떠십니까?
- 🇪🇸 ¿Cómo se encuentra?
- 🇫🇷 Comment vous sentez-vous ?
- 🇷🇺 Как вы себя чувствуете?

なにかお手伝いできますか。

🇬🇧 May I help you?

🇨🇳 您需要什么帮忙吗?

🇰🇷 뭔가 도와 드릴까요?

🇪🇸 ¿Puedo ayudarle en algo?

🇫🇷 Puis-je vous aider ?

🇷🇺 Я могу вам помочь?

いくつか質問してよろしいですか。

🇬🇧 May I ask you some questions?

🇨🇳 我可以问几个问题吗?

🇰🇷 몇 가지 질문을 해도 되겠습니까?

🇪🇸 ¿Puedo hacerle unas preguntas?

🇫🇷 Je peux vous poser quelques questions ?

🇷🇺 Могу я задать Вам несколько вопросов?

お名前をフルネームでおっしゃってください。

- 🇬🇧 Please tell me your full name.
- 🇨🇳 您叫什么名字?
- 🇰🇷 성함이 어떻게 되십니까?
- 🇪🇸 Dígame su nombre, por favor.
- 🇫🇷 Donnez-moi votre nom s'il vous plaît.
- 🇷🇺 Пожалуйста, назовите Ваше имя.

もう少しゆっくり話してくれますか。

- 🇬🇧 Can you speak more slowly?
- 🇨🇳 您可以说得更慢点儿吗?
- 🇰🇷 좀 더 천천히 말씀해 주시겠습니까?
- 🇪🇸 ¿Puede hablar más despacio, por favor?
- 🇫🇷 Pourriez-vous parler plus lentement ?
- 🇷🇺 Пожалуйста, говорите чуть медленнее.

もう一度言ってください。

🇬🇧 Please say it again.

🇨🇳 请再说一遍。

🇰🇷 다시 한 번 더 말씀해 주세요.

🇪🇸 ¿Le importa repetir lo que ha dicho?

🇫🇷 Pourriez-vous répéter ?

🇷🇺 Повторите, пожалуйста.

書いていただけますか。

🇬🇧 Can you write it down?

🇨🇳 可以写一下吗?

🇰🇷 써 주시겠습니까?

🇪🇸 ¿Podría escribirlo?

🇫🇷 Pourriez-vous l'écrire ?

🇷🇺 Не могли бы вы написать?

お掛けください。

🇬🇧	Please have a seat.
🇨🇳	请坐下来。
🇰🇷	앉으십시오.
🇪🇸	Siéntese, por favor.
🇫🇷	Veuillez vous asseoir.
🇷🇺	Пожалуйста, присаживайтесь.

横になりますか。

🇬🇧	Would you like to lie down?
🇨🇳	您可以躺下吗?
🇰🇷	누우시겠습니까?
🇪🇸	¿Quiere tumbarse?
🇫🇷	Souhaitez-vous vous allonger ?
🇷🇺	Не хотите ли прилечь?

〜に確認しますね。

- 🇬🇧 I will check that with...
- 🇨🇳 我确认一下〜。
- 🇰🇷 ~께 확인하겠습니다.
- 🇪🇸 Voy a comprobar eso con...
- 🇫🇷 Je vais vérifier cela avec ...
- 🇷🇺 Я уточню у…

すぐ戻ります。

- 🇬🇧 I'll be back in a minute.
- 🇨🇳 我马上回来。
- 🇰🇷 곧 돌아오겠습니다.
- 🇪🇸 Vuelvo enseguida.
- 🇫🇷 Je serai de retour dans une minute.
- 🇷🇺 Я сейчас вернусь.

〜が手伝いに来ます。

- 🇬🇧 ...will come and help you.
- 🇨🇳 〜会过来帮您。
- 🇰🇷 ~가 도우러 올 겁니다.
- 🇪🇸 ... vendrá enseguida a ayudarle.
- 🇫🇷 ...va venir vous aider.
- 🇷🇺 Сейчас придёт... , чтобы помочь.

痛みがひどくなったら言ってください。

- 🇬🇧 Please tell me if your pain gets worse.
- 🇨🇳 如果疼痛加剧，请告诉我。
- 🇰🇷 통증이 심해지면 말씀해 주세요.
- 🇪🇸 Dígame si su dolor se hace más fuerte.
- 🇫🇷 Veuillez me dire si la douleur devient plus forte.
- 🇷🇺 Если боль усилится, пожалуйста, скажите об этом.

なにか質問はありますか。

- 🇬🇧 Do you have any questions?
- 🇨🇳 您有什么问题吗?
- 🇰🇷 뭔가 질문은 있습니까?
- 🇪🇸 ¿Tiene alguna pregunta?
- 🇫🇷 Avez-vous des questions ?
- 🇷🇺 У вас есть вопросы?

なにか心配事はありますか。

- 🇬🇧 Is there anything you are worried about?
- 🇨🇳 您有什么担心的事儿吗?
- 🇰🇷 뭔가 걱정되는 것이 있습니까?
- 🇪🇸 ¿Hay algo que le preocupe?
- 🇫🇷 Y a-t-il quoi que ce soit qui vous inquiète ?
- 🇷🇺 Беспокоит ли Вас что-нибудь еще?

医師に伝えます。

- 🇬🇧 I will tell the doctor.
- 🇨🇳 我会传达给医生。
- 🇰🇷 의사에게 전달해 드리겠습니다.
- 🇪🇸 Se lo diré al doctor.
- 🇫🇷 Je vais le dire au médecin.
- 🇷🇺 Я передам врачу.

気持ちを伝える

お気の毒に。

- 🇬🇧 I'm sorry to hear that.
- 🇨🇳 很抱歉。
- 🇰🇷 참 안됐네요.
- 🇪🇸 Lo siento mucho.
- 🇫🇷 Je suis désolé d'entendre cela.
- 🇷🇺 Сочувствую Вам.

大変ですね。

- 🇬🇧 That must be hard.
- 🇨🇳 很难受吧。
- 🇰🇷 힘드시겠네요.
- 🇪🇸 Eso debe ser duro.
- 🇫🇷 Cela doit être dur.
- 🇷🇺 Понимаю, как Вам тяжело.

心配しないでください。

 Don't worry.

 请不要担心。

 걱정하지 마세요.

 No se preocupe, por favor.

 Ne vous inquiétez pas.

 Не беспокойтесь.

付録1 体温表記（華氏と摂氏）

華氏（°F）	摂氏（℃）
95	35
96	35.6
97	36.1
98	36.7
99	37.2
100	37.8
101	38.3
102	38.9
103	39.4
104	40
105	40.6
106	41.1
107	41.7

Part 3

受 付

受付書類

1. 名前 ＿＿＿＿＿＿＿＿＿＿＿＿＿＿＿
2. 住所 ＿＿＿＿＿＿＿＿＿＿＿＿＿＿＿
3. 電話番号 ＿＿＿＿＿＿＿＿＿＿＿＿
4. 男性／女性
5. 生年月日 ＿＿＿＿＿＿＿＿＿＿＿＿
6. 国籍 ＿＿＿＿＿＿＿＿＿＿＿＿＿＿＿
7. 健康保険をおもちですか。はい／いいえ
8. 体温 ＿＿＿＿＿＿＿＿＿＿＿＿＿＿＿
9. どのような症状ですか。
10. 症状はどのくらい続いていますか。
11. 現在なにか薬を飲んでいますか。

❶ 名前
- 🇬🇧 name
- 🇨🇳 姓名
- 🇰🇷 이름
- 🇪🇸 nombre
- 🇫🇷 nom
- 🇷🇺 Фамилия и имя

❷ 住所
- 🇬🇧 address
- 🇨🇳 地址
- 🇰🇷 주소
- 🇪🇸 dirección
- 🇫🇷 adresse
- 🇷🇺 Адрес

❸ 電話番号
- 🇬🇧 phone number
- 🇨🇳 电话号码
- 🇰🇷 전화번호
- 🇪🇸 número de teléfono
- 🇫🇷 numéro de téléphone
- 🇷🇺 Номер телефона

❹ 男性／女性
- 🇬🇧 male/female
- 🇨🇳 男性／女性
- 🇰🇷 남성 / 여성
- 🇪🇸 hombre/mujer
- 🇫🇷 homme/femme
- 🇷🇺 Пол: мужской/женский

❺ 生年月日
- 🇬🇧 date of birth
- 🇨🇳 出生年月日
- 🇰🇷 생년월일
- 🇪🇸 fecha de nacimiento
- 🇫🇷 date de naissance
- 🇷🇺 Дата рождения

❻ 国籍
- 🇬🇧 nationality
- 🇨🇳 国籍
- 🇰🇷 국적
- 🇪🇸 nacionalidad
- 🇫🇷 nationalité
- 🇷🇺 гражданство

❼ 健康保険をおもちですか。

🇬🇧 Do you have health insurance?	🇪🇸 ¿Tiene seguro médico?
🇨🇳 是否有保险?	🇫🇷 Avez-vous une assurance maladie ?
🇰🇷 건강보험을 가지고 계십니까?	🇷🇺 У вас есть мед. страховка?

❽ 体温

🇬🇧 temperature	🇪🇸 temperatura
🇨🇳 体温	🇫🇷 température
🇰🇷 체온	🇷🇺 Температура тела

❾ どのような症状ですか。

- 🇬🇧 What symptoms do you have?
- 🇨🇳 有什么症状?
- 🇰🇷 어떤 증상입니까?
- 🇪🇸 ¿Cuáles son los síntomas principales?
- 🇫🇷 Quels symptômes avez-vous ?
- 🇷🇺 Что вас беспокоит, на что жалуетесь?

❿ 症状はどのくらい続いていますか。

- 🇬🇧 How long have you had these symptoms?
- 🇨🇳 症状持续了多久?
- 🇰🇷 증상은 얼마나 계속되고 있습니까?
- 🇪🇸 ¿Cuánto tiempo lleva con esos síntomas?
- 🇫🇷 Depuis combien de temps avez-vous ces symptômes ?
- 🇷🇺 Как давно появились эти симптомы?

⓫ 現在なにか薬を飲んでいますか。

- 🇬🇧 Are you currently taking any medication?
- 🇨🇳 现在有没有服用其他药物?
- 🇰🇷 현재 복용 중인 약이 있습니까?
- 🇪🇸 ¿Está tomando alguna medicación?
- 🇫🇷 Prenez-vous actuellement des médicaments ?
- 🇷🇺 Вы сейчас принимаете какие-нибудь лекарства?

受付書類

この用紙にご記入ください。

- 🇬🇧 Please fill out this form.
- 🇨🇳 请填写这张表格。
- 🇰🇷 이 용지에 기입해 주세요.
- 🇪🇸 Rellene este formulario, por favor.
- 🇫🇷 Veuillez remplir ce formulaire.
- 🇷🇺 Пожалуйста, заполните этот бланк.

時間をかけて結構ですよ。

- 🇬🇧 Take your time.
- 🇨🇳 请慢慢来。
- 🇰🇷 시간이 걸려도 괜찮습니다.
- 🇪🇸 Tómese su tiempo.
- 🇫🇷 Prenez votre temps.
- 🇷🇺 Можете не спешить.

（記入が）終わったら知らせてください。

🇬🇧	Please tell me when you have finished.
🇨🇳	填写完后，请告诉我。
🇰🇷	(기입이) 끝나면 알려주세요.
🇪🇸	Avíseme cuando acabe.
🇫🇷	Dites-moi quand vous avez rempli le formulaire.
🇷🇺	Когда заполните, пожалуйста, скажите мне.

受付

診察券をお見せください。

🇬🇧	Please show me your patient ID card.
🇨🇳	请出示您的挂号证。
🇰🇷	진찰권을 보여주세요.
🇪🇸	Muéstreme su tarjeta sanitaria, por favor.
🇫🇷	Veuillez me montrer votre carte de patient.
🇷🇺	Пожалуйста, покажите мне Вашу карточку пациента.

予約はありますか。

 Do you have an appointment?

 您预约了吗?

 예약은 하셨습니까?

 ¿Tiene cita médica?

 Vous avez un rendez-vous ?

 Вы записаны на приём?

紹介状はおもちですか。

 Do you have a referral letter?

 您有介绍信吗?

 소개장은 가지고 계십니까?

 ¿Tiene una carta de derivación?

 Vous avez une lettre de recommandation ?

 У вас есть направление?

この病院は初めてですか。

- 🇬🇧 Is this your first visit to this hospital?
- 🇨🇳 您是第一次来本医院吗?
- 🇰🇷 이 병원은 처음이십니까?
- 🇪🇸 ¿Es su primera visita a este hospital?
- 🇫🇷 Est-ce votre première visite dans cet hôpital ?
- 🇷🇺 Вы обращаетесь к нам впервые?

どのような健康保険をおもちですか。

- 🇬🇧 What type of health insurance do you have?
- 🇨🇳 您参加了什么样的医疗保险?
- 🇰🇷 어떤 의료보험을 가지고 계십니까?
- 🇪🇸 ¿Qué tipo de seguro tiene?
- 🇫🇷 Quel type d'assurance maladie avez-vous ?
- 🇷🇺 Какая у Вас медицинская страховка?

旅行保険をおもちですね。

- You have a traveler's health insurance.
- 您有加入旅行保险吗。
- 여행보험을 가지고 계시군요.
- Tiene un seguro médico de viaje.
- Vous avez une assurance-voyage.
- У вас туристическая страховка.

ここでは全額お支払いください。

- You will have to pay the full cost here.
- 请在这里全额支付。
- 여기에서는 전액 지불해 주십시오.
- Tendrá que pagar el coste completo de su bolsillo.
- Vous devrez payer tous les frais ici.
- Здесь Вам нужно будет оплатить полную стоимость.

後日保険会社から返金してもらってください。

🇬🇧 Please ask your insurance company later to get your money back.

🇨🇳 日后请让保险公司退还相应金额。

🇰🇷 나중에 보험회사에서 환불받아 주십시오.

🇪🇸 Dígale a su compañía de seguros que le reembolse para recuperar su dinero, por favor.

🇫🇷 Contactez plus tard votre assurance pour le remboursement.

🇷🇺 Потом вам нужно будет обратиться в Вашу страховую компанию для возврата денег.

まず登録をお願いします。

🇬🇧 Please register first.

🇨🇳 麻烦您先登记。

🇰🇷 먼저 등록을 부탁드립니다.

🇪🇸 Regístrese primero, por favor.

🇫🇷 Veuillez d'abord vous inscrire.

🇷🇺 Для начала, пожалуйста, пройдите регистрацию.

これがあなたの診察券です。

- 🇬🇧 This is your patient ID card.
- 🇨🇳 这是您的挂号证。
- 🇰🇷 이것이 당신의 진찰권입니다.
- 🇪🇸 Esta es su tarjeta del hospital.
- 🇫🇷 C'est votre carte de patient.
- 🇷🇺 Это ваша карточка пациента.

どの専門医に診てもらいたいですか。

- 🇬🇧 Which specialist do you want to see?
- 🇨🇳 您想挂哪位专业医师的号?
- 🇰🇷 어떤 전문의에게 진찰을 받고 싶으십니까?
- 🇪🇸 ¿Qué especialista quiere que le visite?
- 🇫🇷 Quel spécialiste voulez-vous voir ?
- 🇷🇺 К какому специалисту Вы хотите обратиться?

この病院は特定機能病院です。

- 🇬🇧 This is an advanced treatment hospital.
- 🇨🇳 本医院是特定功能医院。
- 🇰🇷 이 병원은 특정 기능 병원입니다.
- 🇪🇸 Este es un hospital de tratamientos especializados.
- 🇫🇷 Il s'agit d'un hôpital de traitement avancé.
- 🇷🇺 Наша больница - медицинское учреждение высшей категории.

紹介状がなければ追加料金を払わなければなりません。

- 🇬🇧 Without a referral, you need to pay an extra fee.
- 🇨🇳 若没有介绍信，必须支付追加费用。
- 🇰🇷 소개장이 없으면 추가 요금을 지불해야만 합니다.
- 🇪🇸 Si no tiene una carta de derivación, deberá pagar una tasa extra.
- 🇫🇷 Sans lettre de recommandation, vous devrez payer un supplément.
- 🇷🇺 Если у Вас нет направления, то Вам необходимо внести дополнительную плату.

体温を測る

体温を測りますね。

- 🇬🇧 I'm going to check your temperature.
- 🇨🇳 测量体温。
- 🇰🇷 열을 재겠습니다.
- 🇪🇸 Voy a tomarle la temperatura.
- 🇫🇷 Je vais prendre votre température.
- 🇷🇺 Я измерю Вашу температуру.

脇の下に体温計を挟んでください。

- 🇬🇧 Please put this thermometer in your armpit.
- 🇨🇳 请将温度计夹在腋下。
- 🇰🇷 겨드랑이에 체온계를 끼워주세요.
- 🇪🇸 Póngase el termómetro debajo de la axila, por favor.
- 🇫🇷 Veuillez mettre ce thermomètre sous votre aisselle.
- 🇷🇺 Пожалуйста, поместите термометр подмышку.

ビーという音が鳴るまで待ってください。

- 🇬🇧 Please wait until you hear a beeping sound.
- 🇨🇳 请等待至发出呲声响。
- 🇰🇷 삐 소리가 들릴 때까지 기다려 주세요.
- 🇪🇸 Espere hasta que oiga un sonido.
- 🇫🇷 Veuillez attendre jusqu'à ce que vous entendiez un bip.
- 🇷🇺 Пожалуйста, подождите до тех пор, пока не услышите звуковой сигнал.

平熱はいくつですか。

- 🇬🇧 What is your normal temperature?
- 🇨🇳 您平时的体温是多少?
- 🇰🇷 평상시의 체온은 몇 도인가요?
- 🇪🇸 ¿Cuál es su temperatura habitual?
- 🇫🇷 Quelle est votre température normale ?
- 🇷🇺 Какая температура для Вас нормальна?

待合室

3番の部屋の前でお待ちください。

- 🇬🇧 Please wait in front of Room 3.
- 🇨🇳 请在3号室门前等待。
- 🇰🇷 3번 방 앞에서 기다려 주세요.
- 🇪🇸 Espere enfrente de la Sala número 3, por favor.
- 🇫🇷 Veuillez patienter devant la salle 3.
- 🇷🇺 Пожалуйста, подождите возле кабинета номер 3.

長くお待ちになるかもしれません。

- 🇬🇧 You may have to wait for a long time.
- 🇨🇳 可能会等很长时间。
- 🇰🇷 오래 기다려야 될 수도 있습니다.
- 🇪🇸 Quizá tenga que esperar mucho rato.
- 🇫🇷 Vous devrez peut-être attendre un long moment.
- 🇷🇺 Возможно, Вам придется ждать достаточно долго.

長くお待たせしてすみません。

- 🇬🇧 Sorry to keep you waiting.
- 🇨🇳 不好意思，让您久等了。
- 🇰🇷 오래 기다리게 해서 죄송합니다.
- 🇪🇸 Perdón por hacerle esperar.
- 🇫🇷 Désolé de vous avoir fait attendre.
- 🇷🇺 Извините, что заставили Вас ждать так долго.

30分位なら席を外しても結構です。

- 🇬🇧 You may step out for about 30 minutes.
- 🇨🇳 如需30分钟左右，您可以离开座位。
- 🇰🇷 30분 정도는 자리를 비워도 괜찮습니다.
- 🇪🇸 Puede ausentarse unos 30 minutos.
- 🇫🇷 Vous pouvez vous absenter pendant environ 30 minutes.
- 🇷🇺 Вы можете отойти минут на 30, если хотите.

お名前が呼ばれます。

- 🇬🇧 Your name will be called.
- 🇨🇳 将呼叫您的姓名。
- 🇰🇷 이름이 불립니다.
- 🇪🇸 Le llamaremos por su nombre.
- 🇫🇷 On va appeler votre nom.
- 🇷🇺 Вас вызовут по имени.

名前が呼ばれたら部屋に入ってください。

- 🇬🇧 Please enter the room when your name is called.
- 🇨🇳 如叫到您的姓名，请进入室内。
- 🇰🇷 이름이 불리면 방에 들어가 주세요.
- 🇪🇸 Entre en la habitación cuando oiga su nombre, por favor.
- 🇫🇷 Veuillez entrer dans la salle quand votre nom est appelé.
- 🇷🇺 Когда назовут Ваше имя, пожалуйста, зайдите в кабинет.

受付にこのファイルを渡してください。

- Please give this file to the receptionist.
- 请将该文件递给受理台。
- 접수처에 이 파일을 전해 주세요.
- Entregue esta carpeta en recepción, por favor.
- Veuillez donner ce dossier à la réceptionniste.
- Пожалуйста, передайте эту папку в регистратуру.

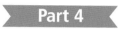

Part 4
診察室

簡単な問診

症状について聞かせてください。

- 🇬🇧 I'd like to ask you about your symptoms.
- 🇨🇳 请告诉我您的症状。
- 🇰🇷 증상에 대해 말씀해 주세요.
- 🇪🇸 Primero voy a preguntarle sobre sus síntomas.
- 🇫🇷 Je voudrais vous poser des questions sur vos symptômes.
- 🇷🇺 Пожалуйста, опишите Ваши симптомы.

いつ始まりましたか。

- 🇬🇧 When did it start?
- 🇨🇳 是什么时候开始的?
- 🇰🇷 언제 시작되었습니까?
- 🇪🇸 ¿Cuándo empezaron?
- 🇫🇷 Quand est-ce que cela a commencé ?
- 🇷🇺 Когда это началось?

どこが痛いですか。

- 🇬🇧 Where is the pain?
- 🇨🇳 请指出疼痛处。
- 🇰🇷 아픈 곳을 손으로 가리켜 주세요.
- 🇪🇸 ¿Dónde le duele?
- 🇫🇷 Pouvez-vous me montrer où vous avez mal ?
- 🇷🇺 Пожалуйста покажите, где Вы чувствуете боль.

もう少し詳しく話してくださいますか。

- 🇬🇧 Can you tell me more about it?
- 🇨🇳 您可以说得更详细些吗?
- 🇰🇷 좀 더 자세하게 이야기해 주시겠어요?
- 🇪🇸 Deme más detalles, por favor.
- 🇫🇷 Pouvez-vous m'en dire plus ?
- 🇷🇺 Пожалуйста, расскажите подробнее.

どのような痛みですか。

- 🇬🇧 How would you describe the pain?
- 🇨🇳 什么感觉的疼痛?
- 🇰🇷 어떤 통증입니까?
- 🇪🇸 ¿Cómo es el dolor?
- 🇫🇷 Comment décririez-vous la douleur ?
- 🇷🇺 Какого характера Ваша боль?

ほかに熱などの症状はありますか。

- 🇬🇧 Do you have any other symptoms, such as a fever?
- 🇨🇳 除此以外，还有发烧等症状吗?
- 🇰🇷 열 등의 다른 증상은 있습니까?
- 🇪🇸 ¿Tiene también fiebre o algún otro síntoma?
- 🇫🇷 Avez-vous d'autres symptômes comme de la fièvre ?
- 🇷🇺 У Вас есть еще какие-то другие симптомы, например, жар?

下痢はしていますか。

- 🇬🇧 Do you have diarrhea?
- 🇨🇳 有腹泻吗?
- 🇰🇷 설사는 하고 있습니까?
- 🇪🇸 ¿Tiene diarrea?
- 🇫🇷 Avez-vous la diarrhée ?
- 🇷🇺 У Вас есть диарея (понос) ?

最近ほかの国に行きましたか。

- 🇬🇧 Have you recently traveled to another country?
- 🇨🇳 最近去过其他国家吗?
- 🇰🇷 최근 다른 나라에 가셨습니까?
- 🇪🇸 ¿Ha estado en algún otro país últimamente?
- 🇫🇷 Etes-vous récemment allé dans un autre pays ?
- 🇷🇺 Были ли Вы в другой стране в последнее время?

いつ日本に来ましたか。

- 🇬🇧 When did you come to Japan?
- 🇨🇳 什么时候来日本的?
- 🇰🇷 언제 일본에 오셨습니까?
- 🇪🇸 ¿Cuándo vino a Japón?
- 🇫🇷 Quand êtes-vous arrivé au Japon ?
- 🇷🇺 Когда Вы прибыли в Японию?

便通はいかがですか。

- 🇬🇧 How are your bowels?
- 🇨🇳 排便怎么样?
- 🇰🇷 배변은 어떻습니까?
- 🇪🇸 ¿Va al baño bien?
- 🇫🇷 Comment sont vos selles ?
- 🇷🇺 Как часто вы опорожняете кишечник?

なにかアレルギーはありますか。

- 🇬🇧 Are you allergic to anything?
- 🇨🇳 您有什么过敏现象吗?
- 🇰🇷 뭔가 알레르기는 있습니까?
- 🇪🇸 ¿Tiene alguna alergia?
- 🇫🇷 Etes-vous allergique à quoi que ce soit ?
- 🇷🇺 Есть ли у вас аллергия на что-либо?

このマスクをしてください。

- 🇬🇧 Please put this mask on.
- 🇨🇳 请戴上口罩。
- 🇰🇷 이 마스크를 해 주세요.
- 🇪🇸 Póngase esta mascarilla, por favor.
- 🇫🇷 Veuillez mettre ce masque.
- 🇷🇺 Пожалуйста, наденьте эту маску.

Part 4　診察室

薬剤の確認

なにか薬は飲みましたか。

- 🇬🇧 Have you taken any medication?
- 🇨🇳 您有服用过什么药物吗?
- 🇰🇷 뭔가 약은 드셨습니까?
- 🇪🇸 ¿Ha tomado alguna medicación?
- 🇫🇷 Avez-vous pris un médicament ?
- 🇷🇺 Вы приняли какое-нибудь лекарство?

なにかサプリメントを飲んでいますか。

- 🇬🇧 Are you taking any supplements?
- 🇨🇳 您有在服用什么营养辅助食品吗?
- 🇰🇷 뭔가 영양제를 드시고 계십니까?
- 🇪🇸 ¿Toma algún suplemento?
- 🇫🇷 Prenez-vous des suppléments ?
- 🇷🇺 Вы принимаете какие-нибудь добавки или витамины?

身体診察

この椅子にお座りください。

🇬🇧 Please sit on this chair.

🇨🇳 请坐在这张椅子上。

🇰🇷 이 의자에 앉으세요.

🇪🇸 Siéntese en esta silla, por favor.

🇫🇷 Veuillez-vous asseoir sur cette chaise.

🇷🇺 Пожалуйста, садитесь сюда.

荷物はここに置いてください。

🇬🇧 Please put your belongings here.

🇨🇳 请把携带物放在这里。

🇰🇷 짐은 여기에 놓으세요.

🇪🇸 Ponga sus cosas aquí, por favor.

🇫🇷 Veuillez poser vos effets personnels ici.

🇷🇺 Вещи, пожалуйста, положите сюда.

（自分の）手を洗いますね。

- 🇬🇧 I'm going to wash my hands.
- 🇨🇳 我去洗手。
- 🇰🇷 손을 씻겠습니다.
- 🇪🇸 Voy a limpiarme las manos.
- 🇫🇷 Je vais nettoyer mes mains.
- 🇷🇺 Я продезинфицирую руки.

シャツを上げてください。

- 🇬🇧 Please lift up your shirt.
- 🇨🇳 请拉起您的衬衫。
- 🇰🇷 셔츠를 올려 주세요.
- 🇪🇸 Levante la camisa.
- 🇫🇷 Veuillez soulever votre chemise.
- 🇷🇺 Поднимите, пожалуйста, рубашку.

身体診察

息を吸って吐いてください。

- 🇬🇧 Please breathe in and out.
- 🇨🇳 请吸气和呼气。
- 🇰🇷 숨을 들이마셨다가 뱉어 주세요.
- 🇪🇸 Respire y expire, por favor.
- 🇫🇷 Veuillez inspirer et expirer.
- 🇷🇺 Пожалуйста, вдыхайте и выдыхайте.

後ろを向いてください。

- 🇬🇧 Please turn around.
- 🇨🇳 请向后转身。
- 🇰🇷 뒤를 향해 주세요.
- 🇪🇸 Dese la vuelta, por favor.
- 🇫🇷 Veuillez-vous tournez.
- 🇷🇺 Пожалуйста, повернитесь спиной.

Part 4 診察室

口を開けて「アー」と言ってください。

- 🇬🇧 Open your mouth and say "Ah."
- 🇨🇳 请张大嘴巴发出"啊"声。
- 🇰🇷 입을 벌리고 "아"라고 말해 보세요.
- 🇪🇸 Abra la boca y diga "a", por favor.
- 🇫🇷 Ouvrez la bouche et dites « Ah ».
- 🇷🇺 Откройте рот и скажите"А-а-а".

靴を脱いでください。

- 🇬🇧 Please take off your shoes.
- 🇨🇳 请脱鞋。
- 🇰🇷 신발은 벗어 주세요.
- 🇪🇸 Quítese los zapatos, por favor.
- 🇫🇷 Veuillez retirer vos chaussures.
- 🇷🇺 Пожалуйста, снимите обувь.

横になってください。

- 🇬🇧 Please lie down.
- 🇨🇳 请躺下。
- 🇰🇷 누워 주세요.
- 🇪🇸 Túmbese, por favor.
- 🇫🇷 Veuillez vous allonger.
- 🇷🇺 Пожалуйста, ложитесь.

仰向けに横たわってください。

- 🇬🇧 Please lie on your back.
- 🇨🇳 请仰面躺下。
- 🇰🇷 얼굴을 위로 향해서 누워 주세요.
- 🇪🇸 Túmbese boca arriba, por favor.
- 🇫🇷 Veuillez vous allonger sur le dos.
- 🇷🇺 Пожалуйста, ложитесь на спину.

うつぶせ	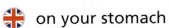 on your stomach
	俯卧，趴下
	엎드려 누워
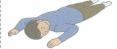	boca abajo
	sur l'estomac
	на живот

膝を曲げてください。

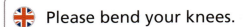

 Please bend your knees.

 请弯曲膝盖。

 무릎을 구부려 주세요.

 Doble las rodillas.

 Veuillez plier vos genoux.

Пожалуйста, согните ноги в коленях.

Part 5
検査室

血圧測定

血圧を測りますね。

- 🇬🇧 I'm going to check your blood pressure.
- 🇨🇳 测量血压。
- 🇰🇷 혈압을 측정하겠습니다.
- 🇪🇸 Voy a comprobar su presión sanguínea.
- 🇫🇷 Je vais prendre votre tension artérielle.
- 🇷🇺 Я измерю Ваше давление.

袖をまくって腕を前に出してください。

- 🇬🇧 Please roll up your sleeve and hold out your arm.
- 🇨🇳 请挽起袖子伸出手臂。
- 🇰🇷 소매를 걷고 팔을 앞으로 내밀어 주세요.
- 🇪🇸 Arremánguese y extienda el brazo, por favor.
- 🇫🇷 Veuillez retrousser votre manche et tendre le bras.
- 🇷🇺 Пожалуйста, закатайте рукав и вытяните руку вперед.

このカフを腕に巻きます。

- 🇬🇧 I'm going to put this cuff around your arm.
- 🇨🇳 我要把这个血压带裹在您的手臂上。
- 🇰🇷 이 압박대를 팔에 감겠습니다.
- 🇪🇸 Voy a poner este brazalete alrededor de su brazo.
- 🇫🇷 Je vais mettre ce brassard autour de votre bras.
- 🇷🇺 Сейчас я надену Вам на руку эту манжету.

少し腕が締めつけられる感じがします。

- 🇬🇧 You will feel tightness around your arm.
- 🇨🇳 手臂会感觉有点紧。
- 🇰🇷 팔이 조금 조이는 느낌이 드실 겁니다.
- 🇪🇸 Notará presión en su brazo.
- 🇫🇷 Vous sentirez un peu que ça serre autour de votre bras.
- 🇷🇺 Вы почувствуете, как манжета немного сдавливает руку.

血圧は128の80です。

🇬🇧 Your blood pressure is 128 over 80.

🇨🇳 血压是128-80。

🇰🇷 혈압은 128에 80입니다.

🇪🇸 Su presión sanguínea es de 128-80.

🇫🇷 Votre pression artérielle est de 128 sur 80.

🇷🇺 Ваше давление 128 на 80.

脈拍測定

脈を測ります。

- 🇬🇧 I'm going to take your pulse.
- 🇨🇳 给您测量脉搏。
- 🇰🇷 맥박을 측정하겠습니다.
- 🇪🇸 Vamos a tomarle el pulso.
- 🇫🇷 Je vais prendre votre pouls.
- 🇷🇺 Я измерю Ваш пульс.

腕をこのように前に出してください。

- 🇬🇧 Please hold out your arm like this.
- 🇨🇳 请这样将胳膊伸到前方。
- 🇰🇷 팔을 이렇게 앞으로 내밀어 주세요.
- 🇪🇸 Ponga su brazo así, por favor.
- 🇫🇷 Veuillez tendre votre bras comme cela.
- 🇷🇺 Пожалуйста, вытяните руку вперед, вот так.

尿検査

お名前をご確認ください。

- 🇬🇧 Please make sure your name is correct.
- 🇨🇳 请确认姓名。
- 🇰🇷 이름을 확인하시기 바랍니다.
- 🇪🇸 Confirme que el nombre sea correcto, por favor.
- 🇫🇷 Veuillez-vous assurer que votre nom est correct.
- 🇷🇺 Пожалуйста, проверьте, правильно ли написано Ваше имя.

トイレに行ってください。

- 🇬🇧 Please go to the toilet.
- 🇨🇳 请上卫生间。
- 🇰🇷 화장실에 가 주세요.
- 🇪🇸 Vaya al servicio, por favor.
- 🇫🇷 Veuillez aller aux toilettes.
- 🇷🇺 Пожалуйста, идите в туалет.

最初に少し便器に排尿してください。

- 🇬🇧 First, please urinate a little into the toilet bowl.
- 🇨🇳 请把最先排出的尿液排到马桶。
- 🇰🇷 처음에 조금은 변기에 배뇨해 주세요.
- 🇪🇸 Primero orine un poco en el lavabo, por favor.
- 🇫🇷 Veuillez d'abord uriner un peu dans la cuvette des toilettes.
- 🇷🇺 Сначала помочитесь немного в унитаз.

コップのこの線まで(尿を)とってください。

- 🇬🇧 Please fill the cup to this line.
- 🇨🇳 请将尿液排至杯子的划线处。
- 🇰🇷 컵의 이 선까지 소변을 받아 주세요.
- 🇪🇸 Ponga orina en el vaso hasta el indicador, por favor.
- 🇫🇷 Veuillez remplir le flacon jusqu'à la ligne.
- 🇷🇺 Пожалуйста, наполните стакан мочой до этой линии.

トイレに棚のある小窓があります。

🇬🇧 In the toilet, there is a small window with a shelf.

🇨🇳 卫生间有带架子的小窗口。

🇰🇷 화장실에 선반이 있는 작은 창이 있습니다.

🇪🇸 En el lavabo hay una ventana pequeña con una estantería.

🇫🇷 Dans les toilettes, il y a une petite fenêtre avec une étagère.

🇷🇺 В туалете есть окошко с полкой.

そこにコップを置いてください。

🇬🇧 Please leave the cup there.

🇨🇳 请将杯子放在那里。

🇰🇷 거기에 컵을 놓아 주세요.

🇪🇸 Deje el vaso ahí, por favor.

🇫🇷 Veuillez y laisser le flacon.

🇷🇺 Пожалуйста, оставьте стакан там.

血液検査

お名前と生年月日をお願いします。

- 🇬🇧 Please tell me your full name and your date of birth.
- 🇨🇳 麻烦告知您的姓名和出生年月日。
- 🇰🇷 성함과 생년월일을 부탁합니다.
- 🇪🇸 Dígame su nombre completo y fecha de nacimiento, por favor.
- 🇫🇷 Veuillez me donner vos nom, prénom et date de naissance.
- 🇷🇺 Пожалуйста, назовите Ваше имя и дату рождения.

腕をパッドの上に乗せてください。

- 🇬🇧 Please put your arm on this pad.
- 🇨🇳 请将手臂搭在垫子上。
- 🇰🇷 팔을 패드 위에 올려 주세요.
- 🇪🇸 Ponga su brazo sobre el cojín, por favor.
- 🇫🇷 Veuillez poser votre bras sur la tablette.
- 🇷🇺 Пожалуйста, положите руку на эту подушку.

消毒用アルコールでアレルギー反応が出たことがありますか。

🇬🇧 Have you had any allergic reaction to rubbing alcohol?

🇨🇳 您有过因消毒酒精而出现过敏反应的经历吗?

🇰🇷 소독용 알코올에 알레르기 반응이 나온 적이 있습니까?

🇪🇸 ¿Ha tenido alergia alguna vez al alcohol de desinfectar?

🇫🇷 Avez-vous déjà eu une réaction allergique à l'alcool à friction (antiseptique) ?

🇷🇺 У Вас когда-нибудь была аллергическая реакция на медицинский спирт?

親指を中にしてこぶしを握ってください。

🇬🇧 Please make a fist with your thumb inside.

🇨🇳 请将拇指放入手心并握紧拳头。

🇰🇷 엄지를 안쪽으로 해서 주먹을 쥐어 주세요.

🇪🇸 Cierre el puño con el pulgar dentro, por favor.

🇫🇷 Veuillez serrer le poing avec votre pouce à l'intérieur.

🇷🇺 Пожалуйста, согните большой палец вовнутрь и сожмите руку в кулак.

血液検査

少しチクッとするかもしれません。

- 🇬🇧 You might feel a slight prick.
- 🇨🇳 可能会有些刺痛感。
- 🇰🇷 조금 따끔할 수도 있습니다.
- 🇪🇸 Quizá le duela un poco al pinchar.
- 🇫🇷 Vous sentirez peut-être une légère piqûre.
- 🇷🇺 Вы можете почувствовать легкий укол.

もう手を開いていいですよ。

- 🇬🇧 You can open your hand now.
- 🇨🇳 您可以放松手了。
- 🇰🇷 이제 손을 펴도 좋아요.
- 🇪🇸 Ya puede abrir la mano.
- 🇫🇷 Vous pouvez ouvrir votre main maintenant.
- 🇷🇺 Теперь можете расслабить руку.

Part 5 検査室

出血が止まるまでそっと押さえてください。

🇬🇧 Please apply pressure gently until the bleeding stops.

🇨🇳 请轻轻按住，到止血为止。

🇰🇷 출혈이 멈출 때까지 부드럽게 눌러 주세요.

🇪🇸 Aguántelo hasta que pare de salir sangre, por favor.

🇫🇷 Veuillez presser doucement jusqu'à l'arrêt du saignement.

🇷🇺 Пожалуйста, придерживайте до тех пор, пока не остановится кровотечение.

X線検査

腰から上の洋服を脱いでください。

- 🇬🇧 Please take off your clothes from your waist up.
- 🇨🇳 请脱下腰部以上的衣物。
- 🇰🇷 허리부터 위쪽 옷은 벗어 주세요.
- 🇪🇸 Quítese la ropa de cintura para arriba, por favor.
- 🇫🇷 Veuillez retirer vos vêtements au-dessus de la taille.
- 🇷🇺 Пожалуйста, разденьтесь до пояса.

この検査着を着てください。

- 🇬🇧 Please put on this gown.
- 🇨🇳 请穿上检查服装。
- 🇰🇷 이 검사복을 입어 주세요.
- 🇪🇸 Póngase esta bata, por favor.
- 🇫🇷 Veuillez mettre cette blouse.
- 🇷🇺 Пожалуйста, наденьте этот халат.

湿布や金属類は外してください。

- 🇬🇧 Please take off any patches or metal objects.
- 🇨🇳 请撕下湿布，并摘下金属物。
- 🇰🇷 파스나 금속류는 빼 주세요.
- 🇪🇸 Quítese cualquier parche o pieza de metal, por favor.
- 🇫🇷 Veuillez retirer les compresses ou objets métalliques.
- 🇷🇺 Пожалуйста, снимите все пластыри и металлические предметы.

妊娠の可能性はありますか。

- 🇬🇧 Is there any chance you might be pregnant?
- 🇨🇳 有怀孕可能性吗?
- 🇰🇷 임신의 가능성은 있습니까?
- 🇪🇸 ¿Puede estar embarazada?
- 🇫🇷 Se peut-il que vous soyez enceinte ?
- 🇷🇺 Есть ли вероятность того, что Вы беременны?

X線検査

ここに立って，ここに胸をつけてください。

- 🇬🇧 Please stand here and put your chest against here.
- 🇨🇳 请站在这里，并将胸部顶住这里。
- 🇰🇷 여기에 서서 여기에 가슴을 붙여 주세요.
- 🇪🇸 Póngase aquí de pie y ponga el pecho contra esto, por favor.
- 🇫🇷 Veuillez vous tenir debout ici et appuyer votre torse ici.
- 🇷🇺 Пожалуйста, встаньте сюда и прижмитесь грудью к этому месту.

Part 5
検査室

ここに顎をのせて，このように腰に手を当ててください。

- 🇬🇧 Please put your chin here and your hands on your hips like this.
- 🇨🇳 请将下颚搭在这里，并这样叉腰。
- 🇰🇷 여기에 턱을 올리고 이렇게 허리에 손을 올려주세요.
- 🇪🇸 Coloque la barbilla aquí y póngase las manos en la cintura así, por favor.
- 🇫🇷 Veuillez poser votre menton ici et mettre les mains sur vos hanches comme cela.
- 🇷🇺 Пожалуйста, положите подбородок сюда и руки на бедра, вот так.

動かないでください。

- 🇬🇧 Please do not move.
- 🇨🇳 请不要动。
- 🇰🇷 움직이지 말아 주세요.
- 🇪🇸 No se mueva, por favor.
- 🇫🇷 Veuillez ne pas bouger.
- 🇷🇺 Пожалуйста, не двигайтесь.

大きく息を吸って止めてください。

- 🇬🇧 Please take a deep breath and hold it.
- 🇨🇳 请深呼吸后屏息。
- 🇰🇷 숨을 크게 들이마시고 멈춰 주세요.
- 🇪🇸 Respire hondo y mantenga la respiración, por favor.
- 🇫🇷 Veuillez prendre une grande inspiration et ne pas expirer.
- 🇷🇺 Сделайте глубокий вдох и задержите дыхание.

楽にしてください。

- 🇬🇧 You can relax now.
- 🇨🇳 请放松。
- 🇰🇷 편히 하셔도 됩니다.
- 🇪🇸 Ya puede relajarse.
- 🇫🇷 Vous pouvez vous détendre maintenant.
- 🇷🇺 Можете расслабиться.

今度はこちらを向いてください。

- 🇬🇧 Now, please face this way.
- 🇨🇳 这次请转到这边。
- 🇰🇷 이번에는 이쪽을 향해 주세요.
- 🇪🇸 Ahora mire hacia aquí, por favor.
- 🇫🇷 Cette fois, veuillez vous mettre dans cette direction.
- 🇷🇺 Теперь, пожалуйста, повернитесь сюда.

横向きの撮影をします。

- 🇬🇧 I am going to take a picture from the side.
- 🇨🇳 我要从侧面拍。
- 🇰🇷 옆쪽 촬영을 하겠습니다.
- 🇪🇸 Voy a tomar una imagen de lado.
- 🇫🇷 Je vais prendre un cliché de profil.
- 🇷🇺 Я сделаю снимок сбоку.

X線検査（バリウム）

まずこの薬を飲んでください。

- 🇬🇧 Please take this medicine first.
- 🇨🇳 请先服用这个药。
- 🇰🇷 먼저 이 약을 드세요.
- 🇪🇸 Primero tómese este medicamento, por favor.
- 🇫🇷 Veuillez d'abord prendre ce médicament.
- 🇷🇺 Прежде всего, пожалуйста, выпейте этот препарат.

げっぷをしないでください。

- 🇬🇧 Do not burp.
- 🇨🇳 请不要打嗝。
- 🇰🇷 트림을 하지 말아 주세요.
- 🇪🇸 No eructe, por favor.
- 🇫🇷 Evitez de roter.
- 🇷🇺 Пожалуйста, постарайтесь не отрыгивать.

すみません，気持ち悪いですよね。

- 🇬🇧 I'm sorry it's uncomfortable.
- 🇨🇳 不好意思，不舒服吧。
- 🇰🇷 죄송합니다, 속이 불편하시죠.
- 🇪🇸 Lo siento, es desagradable.
- 🇫🇷 Je suis désolé que ce soit désagréable.
- 🇷🇺 Извините. Понимаю, что это очень неприятно.

バリウムを一口飲んでください。

- 🇬🇧 Please take a mouthful of barium.
- 🇨🇳 请喝一口胃检查钡粥。
- 🇰🇷 바륨을 한 모금 마시세요.
- 🇪🇸 Tómese un poco de bario.
- 🇫🇷 Veuillez avalez en une fois ce baryum.
- 🇷🇺 Пожалуйста, сделайте глоток бария.

X線検査（バリウム）

全部飲んでください。

- 🇬🇧 Please drink it all.
- 🇨🇳 请全部喝下。
- 🇰🇷 전부 마셔 주세요.
- 🇪🇸 Tómeselo entero.
- 🇫🇷 Veuillez tout avaler.
- 🇷🇺 Пожалуйста, выпейте всё.

右側から回転してうつぶせになってください。

- 🇬🇧 Please turn right on to your stomach.
- 🇨🇳 请从右侧转身趴下。
- 🇰🇷 오른쪽으로 회전한 후 엎드려 주세요.
- 🇪🇸 Póngase boca abajo y gire hacia la derecha, por favor.
- 🇫🇷 Tournez vous à droite sur le ventre, s'il vous plait.
- 🇷🇺 Пожалуйста, через правый бок перевернитесь на живот.

そのまま回転して仰向けになってください。

- 🇬🇧 Keep turning until you lie face up again.
- 🇨🇳 再转身脸朝上躺着。
- 🇰🇷 그대로 회전한 후 누워 주세요.
- 🇪🇸 Póngase siga girando y póngase boca arriba de nuevo, por favor.
- 🇫🇷 Tournez vous jusqu'à ce que vous soyez sur le dos.
- 🇷🇺 Продолжайте переворачиваться, пока не окажетесь лицом кверху.

手すりにしっかりつかまってください。

- 🇬🇧 Please hold tightly onto the handrails.
- 🇨🇳 请用力抓紧扶手。
- 🇰🇷 난간을 꽉 잡아 주세요.
- 🇪🇸 Agárrese al reposamanos con fuerza, por favor.
- 🇫🇷 Veuillez vous agripper à la main-courante.
- 🇷🇺 Пожалуйста, крепко держитесь за поручни.

X線検査(バリウム)

検査台がぐるぐる動きます。

- 🇬🇧 The examination table will move around.
- 🇨🇳 检查台会转来转去。
- 🇰🇷 검사대가 빙글빙글 움직입니다.
- 🇪🇸 La mesa de examinación dará vueltas.
- 🇫🇷 La table d'examen va tourner.
- 🇷🇺 Стол будет поворачиваться.

この薬と水をたくさん飲んでください。

- 🇬🇧 Please take this medicine and drink lots of water.
- 🇨🇳 请喝这药并多喝水。
- 🇰🇷 이 약과 물을 많이 마셔 주세요.
- 🇪🇸 Tómese este medicamento con mucha agua, por favor.
- 🇫🇷 Veuillez prendre ce médicament et boire beaucoup d'eau.
- 🇷🇺 Пожалуйста, принимайте этот препарат и пейте много воды.

Part 5 検査室

下痢をしてバリウムが除去されます。

🇬🇧 You will have diarrhea, and the barium will be washed out.

🇨🇳 腹泻后钡就被清除了。

🇰🇷 설사로 바륨이 제거됩니다.

🇪🇸 Le dará diarrea, y el bario se expulsará.

🇫🇷 Vous allez avoir une diarrhée, ce qui évacuera le baryum.

🇷🇺 Барий будет выводиться с жидким стулом.

便は白いですが，それが普通です。

🇬🇧 Your stool will be white, but that's natural.

🇨🇳 大便呈白色状，但属正常情况。

🇰🇷 변이 흰색이지만, 그것이 보통입니다.

🇪🇸 Las heces serán blancas, es normal.

🇫🇷 Vos selles seront blanches, mais c'est normal.

🇷🇺 Ваш стул будет белого цвета, это нормально.

X線検査（バリウム）

便が茶色くなるまでたくさん水を飲んでください。

- 🇬🇧 Drink lots of water until your stool turns brown.
- 🇨🇳 请大量喝水，直至大便变成茶色。
- 🇰🇷 변이 갈색이 될 때까지 물을 많이 마셔 주세요.
- 🇪🇸 Beba mucha agua hasta que sus heces sean marrones.
- 🇫🇷 Buvez beaucoup d'eau jusqu'à ce que vos selles brunissent.
- 🇷🇺 Пейте много воды до тех пор, пока стул не станет коричневым.

CT検査

金属類はすべて外してください。

- 🇬🇧 Please take off all metal objects.
- 🇨🇳 请摘下全部金属饰品。
- 🇰🇷 금속류는 빼 주십시오.
- 🇪🇸 Quítese todo lo que lleve de metal, por favor.
- 🇫🇷 Veuillez retirer tous les objets métalliques.
- 🇷🇺 Пожалуйста, снимите все металлические предметы.

入れ歯を外してください。

- 🇬🇧 Please take out your dentures.
- 🇨🇳 请取下假牙。
- 🇰🇷 틀니는 빼 주십시오.
- 🇪🇸 Quítese la dentadura postiza, por favor.
- 🇫🇷 Veuillez retirer votre dentier.
- 🇷🇺 Пожалуйста, выньте съемные зубные протезы.

体の位置を調節します。

- 🇬🇧 I'm going to adjust your position.
- 🇨🇳 请调整身体的位置。
- 🇰🇷 몸의 위치를 조절합니다.
- 🇪🇸 Voy a ajustar su postura.
- 🇫🇷 Je vais ajuster votre position.
- 🇷🇺 Сейчас я отрегулирую Ваше положение.

ベッドが動いてトンネルのような機械の中を通ります。

- 🇬🇧 The bed will move and pass through a machine like a tunnel.
- 🇨🇳 床铺将移动并通过隧道状的机械中央部。
- 🇰🇷 침대가 움직이고 터널 같은 기계 속을 통과합니다.
- 🇪🇸 La camilla se moverá, entrando en la máquina con forma de túnel.
- 🇫🇷 Le lit va bouger et passer par une machine comme dans un tunnel.
- 🇷🇺 Стол начнет двигаться и заедет внутрь аппарата, как в тоннель.

造影剤を使うことになるかもしれません。

🇬🇧 We might need to use a contrast material.

🇨🇳 可能会使用造影剂。

🇰🇷 조영제를 사용하게 될 수도 있습니다.

🇪🇸 Quizá tengamos que usar un contraste.

🇫🇷 Nous pourrions avoir besoin d'utiliser un produit de contraste.

🇷🇺 Возможно, нам придётся использовать контрастное вещество.

造影剤を使った検査をしたことがありますか。

🇬🇧 Have you ever had an exam with contrast material?

🇨🇳 您有过使用造影剂接受检查的经历吗?

🇰🇷 조영제를 사용한 검사를 한 적이 있습니까?

🇪🇸 ¿Ha hecho alguna prueba con contraste alguna vez?

🇫🇷 Avez-vous déjà fait un examen avec un produit de contraste ?

🇷🇺 Вы когда-нибудь проходили обследование с использованием контрастного вещества?

温かく感じるかもしれませんが問題ありません。

- 🇬🇧 You might feel a warm sensation, but it's all right.
- 🇨🇳 可能会感觉有些热，但没有问题。
- 🇰🇷 따뜻하게 느껴질 수도 있지만 문제 없습니다.
- 🇪🇸 Quizá note algo caliente por dentro, pero no es nada malo.
- 🇫🇷 Vous aurez peut-être une sensation de chaud, mais c'est normal.
- 🇷🇺 Возможно, Вы почувствуете тепло - это нормально.

まれに造影剤は副作用を起こします。

- 🇬🇧 In rare cases, the contrast material can cause side effects.
- 🇨🇳 造影剂极少会引起副作用。
- 🇰🇷 드물게 조영제는 부작용을 일으킵니다.
- 🇪🇸 En casos extraordinarios el contraste puede producir efectos secundarios.
- 🇫🇷 Dans de rares cas, le produit de contraste peut provoquer des effets secondaires.
- 🇷🇺 В редких случаях контрастное вещество может вызывать побочные эффекты.

同意書に署名をお願いします。

🇬🇧 Please sign the consent form.

🇨🇳 请在同意书上签字。

🇰🇷 동의서에 서명해 주세요.

🇪🇸 Firme el consentimiento, por favor.

🇫🇷 Pourriez-vous signer le formulaire de consentement ?

🇷🇺 Пожалуйста, подпишите документ о согласии.

1時間くらいで結果が出ます。

🇬🇧 The results will be ready in about an hour.

🇨🇳 1个小时左右知道结果。

🇰🇷 1시간 정도 후에 결과가 나옵니다.

🇪🇸 Los resultados saldrán en una semana.

🇫🇷 Les résultats seront prêts dans une heure environ.

🇷🇺 Результаты будут готовы в течение часа.

MRI

ペースメーカーなどの金属類が体内にありますか。

- 🇬🇧 Do you have a pacemaker or any other metal objects in your body?
- 🇨🇳 体内有心脏起搏器等金属物吗?
- 🇰🇷 페이스메이커 등의 금속류가 체내에 있습니까?
- 🇪🇸 ¿Tiene un marcapasos o algo de metal en su cuerpo?
- 🇫🇷 Avez-vous un stimulateur cardiaque ou du métal dans votre corps ?
- 🇷🇺 У Вас установлен электрокардиостимулятор или другие имплантируемые металлические приборы?

狭い空間にいるのは大丈夫ですか。

- 🇬🇧 Are you all right with being in closed spaces?
- 🇨🇳 呆在狭窄空间内有问题吗?
- 🇰🇷 좁은 공간에 있는 것은 괜찮으십니까?
- 🇪🇸 ¿Puede soportar estar en espacios cerrados?
- 🇫🇷 Est-ce que vous supportez d'être dans un espace clos ?
- 🇷🇺 Вы нормально переносите нахождение в закрытых пространствах?

この機械は大きな音がします。

- 🇬🇧 The machine will make a loud noise.
- 🇨🇳 这个机械会发出很大的声响。
- 🇰🇷 이 기계는 큰 소리가 납니다.
- 🇪🇸 La máquina hace un ruido bastante fuerte.
- 🇫🇷 La machine va faire un grand bruit.
- 🇷🇺 Аппарат будет издавать громкий звук.

気分が悪くなったらこのボタンを押してください。

- 🇬🇧 Please push this button if you feel unwell.
- 🇨🇳 如果您感觉不舒服，请按下这个按钮。
- 🇰🇷 컨디션이 안 좋아지면 이 버튼을 누르세요.
- 🇪🇸 Si se encuentra mal, apriete este botón, por favor.
- 🇫🇷 Veuillez appuyer sur ce bouton si vous vous sentez mal.
- 🇷🇺 Если Вам станет плохо, пожалуйста, нажмите эту кнопку.

心電図

このセンサーを胸と腕と足につけます。

- 🇬🇧 I am going to put these sensors on your chest, arms, and legs.
- 🇨🇳 传感器安装在胸部、手臂和腿上。
- 🇰🇷 이 센서를 가슴과 팔과 다리에 붙입니다.
- 🇪🇸 Le voy a poner el sensor en el pecho, brazos y piernas.
- 🇫🇷 Je vais mettre ces capteurs sur votre poitrine, vos bras et vos jambes.
- 🇷🇺 Я установлю сенсоры Вам на грудь, на руки и на ноги.

ちょっと冷たいかもしれません。

- 🇬🇧 They may feel a bit cold.
- 🇨🇳 可能会有点冷。
- 🇰🇷 조금 차가울 수도 있습니다.
- 🇪🇸 Quizá note un poco de frío.
- 🇫🇷 Ils sont peut-être un peu froids.
- 🇷🇺 Возможно, они немного холодные.

数分で終わります。

- 🇬🇧 It will only take a few minutes.
- 🇨🇳 几分钟就会结束。
- 🇰🇷 몇 분 안에 끝납니다.
- 🇪🇸 Será solo unos pocos minutos.
- 🇫🇷 Cela prendra seulement quelques minutes.
- 🇷🇺 Это займет всего несколько минут.

腹部エコー

お腹をみせてください。

🇬🇧 Please show me your abdomen.

🇨🇳 请露出您的腹部。

🇰🇷 배를 보여 주세요.

🇪🇸 Déjeme ver la barriga, por favor.

🇫🇷 Pouvez-vous me montrer votre ventre ?

🇷🇺 Пожалуйста, оголите Ваш живот.

ジェルを塗ります。

🇬🇧 I am going to put on some gel.

🇨🇳 给您涂抹啫喱。

🇰🇷 젤을 바르겠습니다.

🇪🇸 Le voy a poner un poco de gel.

🇫🇷 Je vais mettre un peu de gel.

🇷🇺 Я нанесу немного геля.

反対側を向いてくれますか。

- 🇬🇧 Can you turn to the other side?
- 🇨🇳 请朝反面好吗?
- 🇰🇷 반대편을 향해 주시겠습니까?
- 🇪🇸 ¿Le importa darse la vuelta?
- 🇫🇷 Pouvez-vous vous tourner de l'autre côté ?
- 🇷🇺 Повернитесь, пожалуйста, в другую сторону.

ジェルを拭きますね。

- 🇬🇧 I will wipe off the gel.
- 🇨🇳 给您擦掉啫喱。
- 🇰🇷 젤을 닦겠습니다.
- 🇪🇸 Voy a limpiarle el gel.
- 🇫🇷 J'ai va essuyer le gel.
- 🇷🇺 Сейчас я вытру гель.

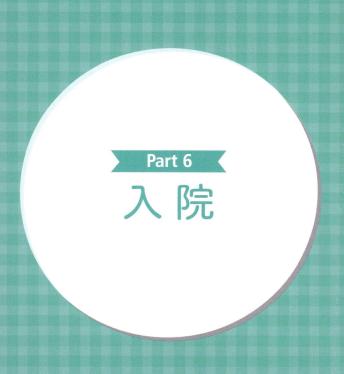

Part 6
入院

入院手続き

ファイルを見せてくださいますか。

- 🇬🇧 May I see your file?
- 🇨🇳 请出示您的文件。
- 🇰🇷 파일을 보여 주시겠습니까?
- 🇪🇸 Enséñeme la carpeta, por favor.
- 🇫🇷 Puis-je voir votre dossier ?
- 🇷🇺 Пожалуйста, покажите Ваш файл.

整形外科に入院予定ですね。

- 🇬🇧 You will be admitted to the Orthopedic Surgery.
- 🇨🇳 您将入住整形外科。
- 🇰🇷 정형외과에 입원 예정이시네요.
- 🇪🇸 Veo que tiene previsto ingresar en Cirugía Ortopédica.
- 🇫🇷 Vous allez être hospitalisé en chirurgie orthopédique.
- 🇷🇺 Вас планируют положить в ортопедическое отделение.

診察券, 保険証, 入院申込用紙を見せてください。

🇬🇧 Please show me your patient ID card, insurance card and admission form.

🇨🇳 请出示挂号证、保险证和住院申请表。

🇰🇷 진찰권, 보험증, 입원 신청 용지를 보여 주십시오.

🇪🇸 Enséñeme su tarjeta de visita, su tarjeta sanitaria y el formulario de ingreso, por favor.

🇫🇷 Puis-je voir votre carte de patient, le certificat d'assurance et le formulaire d'admission ?

🇷🇺 Пожалуйста, покажите Вашу карточку пациента, страховку и заявление на госпитализацию.

入院申込用紙に記入してください。

🇬🇧 Please fill out this admission form.

🇨🇳 请填写住院申请表。

🇰🇷 입원 신청 용지에 기입해 주십시오.

🇪🇸 Rellene el formulario de ingreso, por favor.

🇫🇷 Veuillez remplir ce formulaire d'admission.

🇷🇺 Пожалуйста, заполните бланк заявления на госпитализацию.

この書類をナースステーションの看護師に渡してください。

🇬🇧 Please give this form to a nurse in the nursing station.

🇨🇳 请将本资料递给护士站的护士。

🇰🇷 이 서류를 간호사 대기실의 간호사에게 전해 주십시오.

🇪🇸 Entregue la documentación a una enfermera en la oficina de enfermería, por favor.

🇫🇷 Veuillez apporter ce formulaire à une infirmière dans le poste de soins.

🇷🇺 Пожалуйста, отдайте этот документ на сестринский пост.

ここに保証人のサインが必要です。

🇬🇧 You need a guarantor to sign here.

🇨🇳 这里需要保证人的签名。

🇰🇷 여기에 보증인의 서명이 필요합니다.

🇪🇸 Necesita la firma de un garante aquí.

🇫🇷 Un garant doit signer ici.

🇷🇺 Здесь должен поставить подпись Ваш гарант.

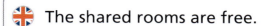

大部屋は無料です。

- 🇬🇧 The shared rooms are free.
- 🇨🇳 大房间免费。
- 🇰🇷 큰 방은 무료입니다.
- 🇪🇸 Las habitaciones grandes son gratis.
- 🇫🇷 Les chambres communes sont gratuites.
- 🇷🇺 Многоместные палаты бесплатны.

一般個室は30000円の追加料金がかかります。

- 🇬🇧 The standard private rooms cost 30000 yen more.
- 🇨🇳 普通单间需要30000日元的追加费用。
- 🇰🇷 일반 개인실은 30000엔의 추가 요금이 발생합니다.
- 🇪🇸 Las habitaciones privadas cuestan un extra de 30000 yenes.
- 🇫🇷 Une chambre standard privée coûte 30000 yens de plus.
- 🇷🇺 За пребывание в стандартной одноместной палате нужно будет доплатить 30000 йен.

第1希望と第2希望を書いてください。

🇬🇧 Please write your first and second choices.

🇨🇳 请填写第1希望和第2希望。

🇰🇷 제1 희망과 제2 희망을 적어 주십시오.

🇪🇸 Escriba su primera y segunda preferencia, por favor.

🇫🇷 Veuillez noter votre premier et votre deuxième choix.

🇷🇺 Пожалуйста, напишите Ваши первое и второе предпочтения.

保証はできませんが、なるべく希望に添うようにします。

🇬🇧 We will try to meet your request, but we cannot guarantee it.

🇨🇳 无法保证，但会尽量满足您的期望。

🇰🇷 보장할 수는 없습니다만, 가능한 한 희망에 맞추도록 하겠습니다.

🇪🇸 No podemos garantizarlo, pero intentaremos en lo posible que se cumpla su preferencia.

🇫🇷 Nous allons essayer de répondre à votre demande, mais sans garantie.

🇷🇺 Мы не можем обещать, но постараемся разместить Вас в соответствии с Вашими пожеланиями.

この電話番号は日中でも連絡がとれますか。

- 🇬🇧 Can we reach you during the day at this phone number?
- 🇨🇳 这个电话号码白天也联系得到吗？
- 🇰🇷 이 전화번호는 낮 시간에도 연락이 됩니까?
- 🇪🇸 ¿Se le puede localizar con este teléfono durante el día?
- 🇫🇷 Peut-on vous joindre la journée à ce numéro de téléphone ?
- 🇷🇺 С Вами можно связаться по этому номеру в течение дня?

残念ですが大部屋は空いていません。

- 🇬🇧 Unfortunately, no shared rooms are available.
- 🇨🇳 很遗憾，大房间没有空位。
- 🇰🇷 죄송하지만 큰 방은 비어 있지 않습니다.
- 🇪🇸 Lo lamentamos mucho pero no quedan habitaciones grandes.
- 🇫🇷 Malheureusement, aucune chambre commune n'est disponible.
- 🇷🇺 К сожалению, мест в общих палатах сейчас нет.

この冊子に入院生活の案内が書かれています。

🇬🇧 This booklet gives you information about your hospital stay.

🇨🇳 这本小册子里记载有住院生活指南。

🇰🇷 이 책자에 입원생활 안내가 적혀 있습니다.

🇪🇸 En este folleto hay información sobre su ingreso y su estancia en el hospital.

🇫🇷 Cette brochure contient les informations sur votre séjour à l'hôpital.

🇷🇺 В этом буклете - информация о пребывании в нашей больнице.

持参する必要のあるもののリストです。

🇬🇧 Here is a list of things you need to bring.

🇨🇳 这是需要自备的物品。

🇰🇷 지참할 필요가 있는 것들의 목록입니다.

🇪🇸 Hay una lista de todo lo que necesita traer.

🇫🇷 Voici une liste de choses que vous devez apporter.

🇷🇺 Вот список вещей, которые Вам нужно будет принести с собой.

洗面道具は院内の売店で買えます。

- 🇬🇧 You can buy toiletries in the hospital shop.
- 🇨🇳 洗脸用具在医院内的小商店可以买到。
- 🇰🇷 세면도구는 병원 내 매점에서 살 수 있습니다.
- 🇪🇸 Puede comprar productos de aseo en la tienda del hospital.
- 🇫🇷 Vous pouvez acheter des articles de toilette à la boutique de l'hôpital.
- 🇷🇺 Средства личной гигиены можно приобрести в магазине при больнице.

寝巻は借りることができます。

- 🇬🇧 You can rent pajamas.
- 🇨🇳 可以租借睡衣。
- 🇰🇷 잠옷은 빌릴 수 있습니다.
- 🇪🇸 Puede alquilar un pijama.
- 🇫🇷 Vous pouvez louer un pyjama.
- 🇷🇺 Ночную одежду можно взять напрокат.

識別用のリストバンドです。

- 🇬🇧 Here's your ID band.
- 🇨🇳 这是识别用腕套。
- 🇰🇷 식별용 손목 밴드입니다.
- 🇪🇸 Aquí tiene su brazalete de identificación.
- 🇫🇷 Voici votre bracelet d'identité.
- 🇷🇺 Вот Ваша опознавательная бирка.

Part 6 入院

病院内の案内

これが病院の地図です。

- 🇬🇧 This is the hospital map.
- 🇨🇳 这是医院的地图。
- 🇰🇷 이것이 병동의 지도입니다.
- 🇪🇸 Esto es un mapa del hospital.
- 🇫🇷 Voici le plan de l'hôpital.
- 🇷🇺 Это - схема больницы.

ここに行ってください。(地図を見ながら)

- 🇬🇧 Please go here.
- 🇨🇳 请到这里。
- 🇰🇷 여기로 가 주십시오.
- 🇪🇸 Vaya aquí, por favor.
- 🇫🇷 Veuillez vous rendre ici.
- 🇷🇺 Пожалуйста, идите сюда.

壁にある案内を見てください。

- 🇬🇧 Please look at the signs on the walls.
- 🇨🇳 请确认墙壁上的指南。
- 🇰🇷 벽에 있는 안내를 봐 주세요.
- 🇪🇸 Mire las indicaciones que hay los carteles en la pared, por favor.
- 🇫🇷 Veuillez regarder les indications sur les murs.
- 🇷🇺 Пожалуйста, смотрите на указатели на стенах.

エレベーターで行ってください。

- 🇬🇧 Please take the elevator.
- 🇨🇳 请乘坐电梯前去。
- 🇰🇷 엘리베이터를 이용해 주세요.
- 🇪🇸 Vaya con el ascensor, por favor.
- 🇫🇷 Veuillez prendre l'ascenseur.
- 🇷🇺 Пожалуйста, воспользуйтесь лифтом.

病院内の案内

エスカレーター	
	escalator
	手扶电梯
	에스컬레이터
	las escaleras mecánicas.
	l'escalator
	эскалатор

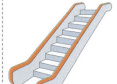

階段	
	stairs
	楼梯
	계단
	las escaleras
	les escaliers
	лестница

Part 6 入院

エレベーターを降りたら右に進んでください。

🇬🇧 When you get off the elevator, go right.

🇨🇳 下电梯后请往右走。

🇰🇷 엘리베이터에서 내리면 오른쪽으로 가 주세요.

🇪🇸 Salga del ascensor y vaya hacia la derecha, por favor.

🇫🇷 Allez à droite en sortant de l'ascenseur.

🇷🇺 После того, как Вы выйдете из лифта, идите направо.

迷ったら誰かにたずねてください。

🇬🇧 If you get lost, please ask someone.

🇨🇳 如有不明之处，请询问旁人。

🇰🇷 모르시면 누군가에 물어봐 주세요.

🇪🇸 Si se pierde, pregúntele a alguien, por favor.

🇫🇷 Si vous vous perdez, demandez à quelqu'un.

🇷🇺 Если заблудитесь, спросите у кого-нибудь.

自動販売機は地下1階にあります。

🇬🇧 The vending machine is on the first basement level.

🇨🇳 自动贩卖机在地下1层。

🇰🇷 자동판매기는 지하 1층에 있습니다.

🇪🇸 Hay máquinas de bebidas en el primer sótano.

🇫🇷 Il y a un distributeur automatique de boissons au 1er sous-sol.

🇷🇺 Торговый автомат находится на первом подземном этаже.

ATMでお金をおろせます。

🇬🇧 You can withdraw money from the ATM.

🇨🇳 您可在ATM上取款。

🇰🇷 ATM에서 돈을 인출할 수 있습니다.

🇪🇸 Puede sacar dinero en el cajero.

🇫🇷 Vous pouvez retirer de l'argent au distributeur automatique de billets.

🇷🇺 Вы можете снять деньги в банкомате.

廊下をまっすぐ行ってください。

🇬🇧 Go straight down the corridor.

🇨🇳 请直接去走廊。

🇰🇷 복도를 따라 곧장 가 주세요.

🇪🇸 Vaya recto por el pasillo, por favor.

🇫🇷 Allez tout droit le long du corridor.

🇷🇺 Идите прямо по коридору.

一般病棟は南棟にあります。

🇬🇧 General ward is in the South Wing.

🇨🇳 普通病房在南栋。

🇰🇷 일반 병동는 남쪽 건물에 있습니다.

🇪🇸 El edificio principal está en la nave Sur.

🇫🇷 Le service de médecine générale est dans l'aile sud.

🇷🇺 Общий корпус - в южном корпусе.

救急病棟	🇬🇧 emergency ward
	🇨🇳 急救病房
	🇰🇷 응급 병동
	🇪🇸 el edificio de urgencias
	🇫🇷 le service des urgences
	🇷🇺 Корпус скорой помощи

10階に祈りを捧げることのできる部屋があります。

🇬🇧 We have a prayer room on the 10th floor.

🇨🇳 10楼有可以做礼拜的房间。

🇰🇷 10층에 기도를 할 수 있는 방이 있습니다.

🇪🇸 En el décimo piso hay una sala para rezar.

🇫🇷 Nous avons une salle de prière au 10e étage.

🇷🇺 На 10 этаже есть специальная комната, в которой можно молиться.

MEMO

病室・病棟案内

これが金庫（貴重品入れ）です。

- 🇬🇧 Here's the safe.
- 🇨🇳 这是保险箱（存放贵重物品）。
- 🇰🇷 이것이 금고(귀중품 넣는 곳)입니다.
- 🇪🇸 Esta es la caja de seguridad.
- 🇫🇷 Voici le coffre-fort.
- 🇷🇺 Это сейф.

貴重品はここにしまってください。

- 🇬🇧 Please put your valuables in here.
- 🇨🇳 贵重物品请存放在这里。
- 🇰🇷 귀중품은 여기에 넣어 주십시오.
- 🇪🇸 Ponga sus objetos de valor aquí, por favor.
- 🇫🇷 Veuillez déposer vos objets de valeur ici.
- 🇷🇺 Храните Ваши ценные вещи здесь.

鍵は自分でもっていてください。

🇬🇧 Please keep the key with you.

🇨🇳 钥匙请随身携带。

🇰🇷 열쇠는 본인이 항상 가지고 계십시오.

🇪🇸 Lleve la llave siempre encima, por favor.

🇫🇷 Veuillez garder la clé avec vous.

🇷🇺 Пожалуйста, носите ключ при себе.

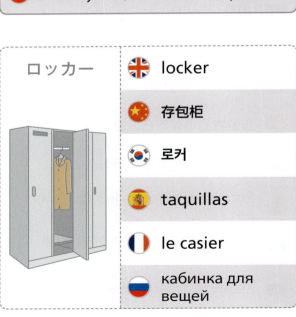

ロッカー

🇬🇧 locker

🇨🇳 存包柜

🇰🇷 로커

🇪🇸 taquillas

🇫🇷 le casier

🇷🇺 кабинка для вещей

病院をご案内します。

- 🇬🇧 I'd like to show you around the hospital.
- 🇨🇳 让我介绍下病房。
- 🇰🇷 병동을 안내하겠습니다.
- 🇪🇸 Voy a enseñarle un poco el hospital.
- 🇫🇷 Je voudrais vous faire visiter l'hôpital.
- 🇷🇺 Я проведу Вас по корпусу.

ここのお茶とお湯はご自由にお飲みください。

- 🇬🇧 Please help yourself to tea and hot water here.
- 🇨🇳 茶水和开水请随便饮用。
- 🇰🇷 여기의 차와 온수는 자유롭게 마셔도 됩니다.
- 🇪🇸 Puede tomar té y agua caliente gratis.
- 🇫🇷 Vous pouvez vous servir librement de thé et d'eau chaude.
- 🇷🇺 Пожалуйста, наливайте чай или горячую воду здесь, когда хотите.

通話はラウンジでお願いします。

- 🇬🇧 You may talk on the phone in the lounge.
- 🇨🇳 通话请到休息室。
- 🇰🇷 전화는 라운지에서 사용해 주십시오.
- 🇪🇸 Si quiere llamar, puede salir al pasillo.
- 🇫🇷 Vous pouvez parler au téléphone dans le salon.
- 🇷🇺 Разговаривать по телефону можно в холле.

携帯電話はマナーモードにしてください。

- 🇬🇧 Please keep your mobile phone on silent mode.
- 🇨🇳 手机请设为静音模式。
- 🇰🇷 휴대전화는 매너 모드로 설정해 주십시오.
- 🇪🇸 Ponga el móvil en silencio, por favor.
- 🇫🇷 Veuillez laisser votre téléphone mobile en mode silencieux.
- 🇷🇺 Пожалуйста, переведите Ваш телефон в беззвучный режим.

このリモコンでベッドの頭側を上げてください。

- 🇬🇧 Please use this remote controller to raise the head of your bed.
- 🇨🇳 可以通过遥控器升起床铺的前头。
- 🇰🇷 이 리모컨으로 침대의 머리 쪽을 올려 주십시오.
- 🇪🇸 Puede levantar el cabezal de la cama con el mando a distancia.
- 🇫🇷 Veuillez utiliser cette télécommande pour soulever votre tête.
- 🇷🇺 Пожалуйста, используйте этот пульт, чтобы поднимать изголовье кровати.

ここにプリペイドカードの販売機があります。

- 🇬🇧 Here is the vending machine for the prepaid card.
- 🇨🇳 这里有充值卡贩卖机。
- 🇰🇷 여기에 선불 카드의 판매기가 있습니다.
- 🇪🇸 Aquí hay una máquina expendedora de tarjetas de prepago.
- 🇫🇷 Voici la machine pour acheter une carte prépayée.
- 🇷🇺 Это автомат продажи предоплаченных карточек.

テレビの視聴にはプリペイドカードを買う必要があります。

- 🇬🇧 You need to buy a prepaid card to use the TV.
- 🇨🇳 观看电视请购买充值卡。
- 🇰🇷 텔레비전의 시청은 선불 카드를 구입할 필요가 있습니다.
- 🇪🇸 Para ver la televisión necesita una tarjeta de prepago.
- 🇫🇷 Il faut acheter une carte prépayée pour utiliser la TV.
- 🇷🇺 Если Вы хотите смотреть телевизор, пожалуйста, купите карточку.

冷蔵庫
- 🇬🇧 refrigerator
- 🇨🇳 冰箱
- 🇰🇷 냉장고
- 🇪🇸 frigorífico
- 🇫🇷 le réfrigérateur
- 🇷🇺 холодильник

洗たく機
- 🇬🇧 washing machine
- 🇨🇳 洗衣机
- 🇰🇷 세탁기
- 🇪🇸 lavadora
- 🇫🇷 machine à laver
- 🇷🇺 стиральная машина

クレジットカードは使えません。

- 🇬🇧 You cannot use a credit card.
- 🇨🇳 无法使用信用卡。
- 🇰🇷 신용카드는 사용할 수 없습니다.
- 🇪🇸 No puede usar tarjeta de crédito.
- 🇫🇷 Vous ne pouvez pas utiliser de carte de crédit.
- 🇷🇺 Оплата кредитной картой невозможна.

助けが必要なときはナースコールを押してください。

- 🇬🇧 If you need help, press the nurse call button.
- 🇨🇳 如需要帮助，请按下护士呼叫按钮。
- 🇰🇷 도움이 필요하면 간호사 호출을 누르세요.
- 🇪🇸 Si necesita ayuda, presione el botón para llamar a la enfermera.
- 🇫🇷 Si vous avez besoin d'aide, appuyez sur le bouton d'appel des infirmières.
- 🇷🇺 Если Вам нужна будет помощь, пожалуйста, нажмите кнопку вызова медсестры.

ここがお風呂です。

- 🇬🇧 Here is the bathroom.
- 🇨🇳 这里是洗澡房。
- 🇰🇷 여기가 목욕탕입니다.
- 🇪🇸 Esto es el baño.
- 🇫🇷 Voici la salle de bain.
- 🇷🇺 Здесь ванная комната.

シャワー室

- 🇬🇧 shower room
- 🇨🇳 淋浴室
- 🇰🇷 샤워실
- 🇪🇸 la ducha
- 🇫🇷 la salle de douche
- 🇷🇺 душевая

朝9時から夜8時までシャワーを浴びることができます。

- 🇬🇧 You can take a shower from 9 a.m. to 8 p.m.
- 🇨🇳 从早上9点到晚上8点，您可以在这里淋浴。
- 🇰🇷 아침 9시부터 밤 8시까지 샤워를 할 수 있습니다.
- 🇪🇸 Puede ducharse de 9 de la mañana a 8 de la tarde.
- 🇫🇷 Vous pouvez prendre une douche entre 9h et 20h.
- 🇷🇺 Вы можете пользоваться душем с 9 часов утра до 8 часов вечера.

看護師に予約を取ってください。

- 🇬🇧 Please make a reservation with the nurse.
- 🇨🇳 请向护士预约。
- 🇰🇷 간호사에게 예약을 해 주세요.
- 🇪🇸 Haga una reserva con la enfermera, por favor.
- 🇫🇷 Veuillez faire une réservation auprès de l'infirmière.
- 🇷🇺 На пользование душем, пожалуйста, записывайтесь у медсестёр.

シャワー使用中はドアの標識を赤にしてください。

- 🇬🇧 Please turn the indicator to red when you are using the shower.
- 🇨🇳 入浴时请将房门标识调为红色。
- 🇰🇷 샤워 중은 문의 표식을 빨간색으로 해 주세요.
- 🇪🇸 Cuando use la ducha, ponga el indicador en rojo, por favor.
- 🇫🇷 Veuillez mettre le témoin de la porte sur le rouge quand vous utilisez la douche.
- 🇷🇺 На время использования душа устанавливайте на двери красный индикатор.

Part 6 入院

日課の説明

入院中の日課をご説明します。

- 🇬🇧 I'd like to explain the daily routine.
- 🇨🇳 让我说明一下住院期间的内容。
- 🇰🇷 입원 중의 일과를 설명하겠습니다.
- 🇪🇸 Le voy a explicar la rutina diaria durante su estancia.
- 🇫🇷 Je vais vous expliquer le programme des journées.
- 🇷🇺 Я расскажу Вам о больничном распорядке дня.

朝，看護師があなたの体温を測りに来ます。

- 🇬🇧 In the morning, a nurse will come to take your temperature.
- 🇨🇳 早上护士会过来测量您的体温。
- 🇰🇷 아침에 간호사가 환자분의 체온을 재러 옵니다.
- 🇪🇸 Por la mañana, la enfermera vendrá a tomarle la temperatura.
- 🇫🇷 Dans la matinée, une infirmière viendra prendre votre température.
- 🇷🇺 Утром приходит медсестра и измеряет Вашу температуру.

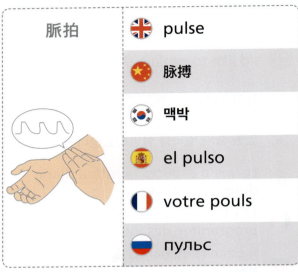

脈拍	🇬🇧 pulse
	🇨🇳 脉搏
	🇰🇷 맥박
	🇪🇸 el pulso
	🇫🇷 votre pouls
	🇷🇺 пульс

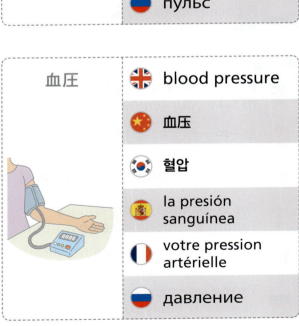

血圧	🇬🇧 blood pressure
	🇨🇳 血压
	🇰🇷 혈압
	🇪🇸 la presión sanguínea
	🇫🇷 votre pression artérielle
	🇷🇺 давление

看護師がお小水とお通じについて質問します。

🇬🇧 The nurse will ask you about your urination and bowel movements.

🇨🇳 护士会询问小便和大便的情况。

🇰🇷 간호사가 대소변에 대해 질문할 겁니다.

🇪🇸 La enfermera le informará sobre cómo orinar y hacer de vientre.

🇫🇷 L'infirmière vous questionnera sur votre urine et vos selles.

🇷🇺 Медперсонал спросит Вас об опорожнении мочевого пузыря и кишечника.

朝食は8時です。

🇬🇧 Breakfast is served at 8 a.m.

🇨🇳 早餐从8点开始。

🇰🇷 조식은 8시부터입니다.

🇪🇸 El desayuno se sirve a las 8.

🇫🇷 Le petit déjeuner est servi à 8h.

🇷🇺 Завтрак - в 8 часов.

昼食	🇬🇧 lunch
	🇨🇳 午餐
	🇰🇷 중식
	🇪🇸 la comida
	🇫🇷 le déjeuner
	🇷🇺 обед

夕食	🇬🇧 dinner
	🇨🇳 晚餐
	🇰🇷 석식
	🇪🇸 la cena
	🇫🇷 le dîner
	🇷🇺 ужин

なにか宗教上の心配事はありますか。

- 🇬🇧 Do you have any concerns regarding your religion?
- 🇨🇳 有什么宗教忌讳吗?
- 🇰🇷 뭔가 종교적으로 걱정되는 것이 있습니까?
- 🇪🇸 ¿Tiene algún problema por su religión?
- 🇫🇷 Avez-vous des inquiétudes par rapport à votre religion ?
- 🇷🇺 У Вас есть какие-то беспокойства, связанные с Вашими религиозными убеждениями?

特別な食事を希望されましたね。

- 🇬🇧 You requested some special food.
- 🇨🇳 您有要求我们提供特殊餐饮吗?
- 🇰🇷 특별한 식사를 희망하셨네요.
- 🇪🇸 Pidió comida especial.
- 🇫🇷 Vous avez demandé de la cuisine spéciale.
- 🇷🇺 Вы заказали особое меню.

豚肉を含まない料理を用意しました。

🇬🇧 We have prepared food without pork.

🇨🇳 我们已准备好没有猪肉的料理。

🇰🇷 돼지고기를 포함하지 않는 요리를 준비했습니다.

🇪🇸 Le hemos preparado comida sin carne de cerdo.

🇫🇷 Nous avons préparé une cuisine sans porc.

🇷🇺 У нас есть блюда, приготовленные без свинины.

ベジタリアン料理

🇬🇧 vegetarian food

🇨🇳 素食主义者料理

🇰🇷 베지테리언 요리

🇪🇸 comida vegetariana

🇫🇷 de la cuisine végétarienne

🇷🇺 вегетарианские блюда

食べ終わったらお膳を廊下のワゴンに置いてください。

- 🇬🇧 When you finish eating, please put the tray on the cart in the corridor.
- 🇨🇳 用餐结束后，请将餐具放入走廊的推车里。
- 🇰🇷 다 드시고 나면 밥상을 복도의 카트에 두세요.
- 🇪🇸 Cuando acabe de comer, deje la bandeja en la carretilla en el pasillo.
- 🇫🇷 Quand vous avez fini de manger, veuillez mettre le plateau sur le chariot dans le corridor.
- 🇷🇺 После того, как Вы поедите, пожалуйста, поставьте поднос на тележку в коридоре.

残念ですが今日はなにも食べられません。

- 🇬🇧 I'm afraid you cannot eat anything today.
- 🇨🇳 很遗憾，今天什么都不能吃。
- 🇰🇷 죄송합니다만 오늘은 아무것도 드실 수 없습니다.
- 🇪🇸 Lo lamento, pero hoy no puede comer nada.
- 🇫🇷 Je suis désolé mais vous devez rester à jeun aujourd'hui.
- 🇷🇺 К сожалению, сегодня Вам нельзя есть ничего.

今日は流動食です。

- 🇬🇧 You are on a clear liquid diet today.
- 🇨🇳 今天是流质食物。
- 🇰🇷 오늘은 유동식입니다.
- 🇪🇸 Hoy es día de dieta líquida.
- 🇫🇷 Vous devez suivre un régime liquide aujourd'hui.
- 🇷🇺 Сегодня Вам предписано жидкое питание.

消灯は9時で起床は6時です。

- 🇬🇧 Lights go out at 9 p.m. and wakeup time is 6 a.m.
- 🇨🇳 晚上9点关灯，早上6点起床。
- 🇰🇷 소등은 9시이고 기상은 6시입니다.
- 🇪🇸 Las luces se apagan a las 9 de la noche, y a las 6 de la mañana es hora de levantarse.
- 🇫🇷 Les lumières s'éteignent à 21h et le réveil est à 6h.
- 🇷🇺 Свет выключают в 9 часов вечера, а подъем - в 6 часов утра.

医師の回診は午前中なので，お部屋にいてください。

- 🇬🇧 (Doctors') Rounds are in the morning, so please stay in your room.
- 🇨🇳 医生上午查房，请呆在病房内。
- 🇰🇷 의사의 회진은 오전 중이므로 병동에 계십시오.
- 🇪🇸 Las rondas del doctor son durante la mañana. Permanezca dentro del edificio, por favor.
- 🇫🇷 Les médecins font leur tournée le matin, veuillez donc rester dans le service.
- 🇷🇺 Врачи приходят осматривать пациентов в первой половине дня. Пожалуйста, будьте в Вашей палате.

昨日お通じはありましたか。

- 🇬🇧 Did you have any bowel movement yesterday?
- 🇨🇳 昨日排便了吗?
- 🇰🇷 어제 변은 보셨습니까?
- 🇪🇸 ¿Hizo de vientre ayer?
- 🇫🇷 Etes-vous allé à la selle hier ?
- 🇷🇺 Вы вчера опорожняли кишечник?

ベッドでお体をお拭きしましょうか。

- 🇬🇧 Would you like a bed bath / sponge bath?
- 🇨🇳 给您擦拭身体。
- 🇰🇷 침대에서 몸을 닦아 드릴까요?
- 🇪🇸 ¿Le gustaría que le lavara el cuerpo estando usted en la cama?
- 🇫🇷 Voulez-vous que je vous fasse la toilette ?
- 🇷🇺 Давайте сделаем влажное обтирание?

体位を変えましょうか。

- 🇬🇧 Shall I change your position?
- 🇨🇳 变换一下身体位置。
- 🇰🇷 자세를 바꿔 드릴까요?
- 🇪🇸 ¿Quiere cambiar de postura?
- 🇫🇷 Voulez-vous que je change votre position ?
- 🇷🇺 Помочь Вам поменять позу?

ご要望は他の看護師に伝えておきます。

- 🇬🇧 I will hand over your request to the other nurses.
- 🇨🇳 您的要求会转告其他护士。
- 🇰🇷 요망 사항은 다른 간호사에게 전해 두겠습니다.
- 🇪🇸 Le comunicaré su petición a otra enfermera.
- 🇫🇷 Je vais transmettre votre demande aux autres infirmières.
- 🇷🇺 Я передам Вашу просьбу остальным медсестрам.

病棟を出るときは看護師に声をかけてください。

- 🇬🇧 Please tell the nurse if you are leaving the ward.
- 🇨🇳 离开病房时，请跟护士打声招呼。
- 🇰🇷 병동을 나올 때는 간호사에게 말씀해 주십시오.
- 🇪🇸 Cuando salga del edificio, avise a la enfermera, por favor.
- 🇫🇷 Veuillez avertir l'infirmière si vous sortez du service.
- 🇷🇺 Если Вы собираетесь выйти из отделения, пожалуйста, предупредите медсестру.

24時間体制で看護にあたっています。

🇬🇧 We provide care for 24 hours.

🇨🇳 我们实行24小时看护体制。

🇰🇷 24시간 체제로 간호를 하고 있습니다.

🇪🇸 Estamos de guardia 24 horas.

🇫🇷 Les soins sont dispensés 24/24h.

🇷🇺 Дежурство ведется 24 часа.

外泊するには医師の許可が必要です。

🇬🇧 You need the doctor's permission to stay out overnight.

🇨🇳 外宿需要医生的许可。

🇰🇷 외박을 하려면 의사의 허가가 필요합니다.

🇪🇸 Para dormir fuera necesita permiso del doctor.

🇫🇷 Vous avez besoin de l'autorisation du médecin pour dormir à l'extérieur.

🇷🇺 Для того, чтобы ночевать вне больницы, необходимо разрешение врача.

外出届を提出しなければなりません。

🇬🇧 You need to hand in a permission form to leave hospital grounds.

🇨🇳 必须提交外出申请。

🇰🇷 외박신고서를 제출해야만 합니다.

🇪🇸 Necesita presentar un formulario de permiso para salir de las instalaciones hospitalarias.

🇫🇷 Vous devez remettre un formulaire d'autorisation de sortie temporaire si vous sortez de l hôpital.

🇷🇺 Вам необходимо подать заявление о пребывании вне больницы.

平日の面会時間は午後2時〜8時です。

🇬🇧 The visiting hours are from 2 p.m. to 8 p.m. on weekdays.

🇨🇳 平日的会面时间为下午2点〜8点。

🇰🇷 평일 면회 시간은 오후 2시~8시입니다.

🇪🇸 La hora de visitas en días laborables es de 2 a 8 de la tarde.

🇫🇷 Les heures de visite sont de 14h à 20h en semaine.

🇷🇺 По будням пациентов разрешено навещать с 2 часов дня до 8 часов вечера.

付録 2 身長 (フィートとメートル)

フィート, インチズ	メートル, センチメートル
4'5'' (4 feet 5 inches)	134.62 cm
5'0'' (5 feet)	152.40 cm
5'1'' (5 feet 1 inch)	154.94 cm
5'2'' (5 feet 2 inches)	157.48 cm
5'3'' (5 feet 3 inches)	160.02 cm
5'4'' (5 feet 4 inches)	162.56 cm
5'5'' (5 feet 5 inches)	165.10 cm
5'6'' (5 feet 6 inches)	167.64cm
5'7'' (5 feet 7 inches)	170.18 cm
5'8'' (5 feet 8 inches)	172.72 cm
5'9'' (5 feet 9 inches)	175.26 cm
5'10'' (5 feet 10 inches)	177.80 cm
5'11'' (5 feet 11 inches)	180.34 cm
6'0'' (6 feet)	182.88 cm

*"4 foot 5" もしくは "Four five" ともいう。

Part 7
手術とリハビリ

手術の説明

手術は明朝9時に予定されています。

🇬🇧 Your surgery is scheduled for 9 a.m. tomorrow.

🇨🇳 手术计划在明天早上9点进行。

🇰🇷 수술은 내일 아침 9시에 예정되어 있습니다.

🇪🇸 La operación está prevista para mañana a las 9 de la mañana.

🇫🇷 Votre opération est prévue pour demain à 9h.

🇷🇺 Операция назначена на завтра на 9 часов утра.

後ほど医師が手術について説明します。

🇬🇧 The doctor will explain to you about the surgery later.

🇨🇳 稍后医生将说明手术的相关事项。

🇰🇷 나중에 의사가 수술에 대해 설명할 겁니다.

🇪🇸 El doctor vendrá más tarde para informarle.

🇫🇷 Le médecin vous donnera plus tard des détails sur l'opération.

🇷🇺 Чуть позже врач расскажет Вам об операции подробнее.

医師の説明は理解できましたか。

- 🇬🇧 Did you understand the doctor's explanation?
- 🇨🇳 医生的说明已经理解了吗?
- 🇰🇷 의사의 설명은 이해되셨습니까?
- 🇪🇸 ¿Ha entendido la explicación del doctor?
- 🇫🇷 Avez-vous compris les explications du médecin ?
- 🇷🇺 Вы поняли объяснения врача?

英語の診断書が必要でしたらなるべく早く教えてください。

- 🇬🇧 If you need an English medical certificate, please let us know as soon as possible.
- 🇨🇳 如需要英语诊断书，请尽早告知。
- 🇰🇷 영어 진단서가 필요하다면 가능한 한 빨리 말씀해 주십시오.
- 🇪🇸 Si necesita un certificado médico en inglés, díganoslo lo antes posible.
- 🇫🇷 Si vous avez besoin d'un certificat médical en anglais, veuillez nous le dire aussi vite que possible.
- 🇷🇺 Если Вам нужно медицинское заключение на английском языке, пожалуйста, скажите об этом заранее.

（作成には）数日かかるかもしれません。

- 🇬🇧 It may take a few days.
- 🇨🇳 制作可能需要几天时间。
- 🇰🇷 (작성에는) 며칠이 걸릴 수도 있습니다.
- 🇪🇸 Necesitaremos unos días para emitirlo.
- 🇫🇷 Cela peut prendre quelques jours.
- 🇷🇺 Подготовка документа может занять несколько дней.

Part 7 手術とリハビリ

リハビリの表現

午後リハビリテーション室に行きましょう。

- 🇬🇧 We will go to the rehabilitation room in the afternoon.
- 🇨🇳 下午去康复室吧。
- 🇰🇷 오후에 재활 치료실에 갑시다.
- 🇪🇸 Por la tarde iremos a la sala de rehabilitación.
- 🇫🇷 Nous irons à la salle de rééducation dans l'après-midi.
- 🇷🇺 Во второй половине дня я поведу Вас в кабинет восстановительного лечения.

ゆっくり立ってください。

- 🇬🇧 Please stand up slowly.
- 🇨🇳 请慢慢站起。
- 🇰🇷 천천히 일어서 주세요.
- 🇪🇸 Levántese con cuidado, por favor.
- 🇫🇷 Veuillez vous lever lentement.
- 🇷🇺 Пожалуйста, вставайте осторожно.

足に体重をかけられますか。

🇬🇧 Can you put weight on your legs?

🇨🇳 腿能支撑住体重吗?

🇰🇷 다리에 체중을 실을 수 있습니까?

🇪🇸 ¿Puede aguantar su peso con las piernas?

🇫🇷 Pouvez-vous mettre du poids sur vos jambes ?

🇷🇺 Могут ли Ваши ноги выдерживать вес?

寝返りできますか。

🇬🇧 Can you roll over?

🇨🇳 能够翻身吗?

🇰🇷 뒤집으실 수 있습니까?

🇪🇸 ¿Puede darse la vuelta en la cama?

🇫🇷 Pouvez-vous vous tourner ?

🇷🇺 Вы можете перевернуться?

筋肉を強化するために毎日歩いてください。

🇬🇧 Please walk every day to strengthen your muscles.

🇨🇳 为增强肌肉，请每天步行。

🇰🇷 근육을 강화하기 위해 매일 걸어 주세요.

🇪🇸 Camine todos los días para reforzar sus músculos, por favor.

🇫🇷 Veuillez marcher chaque jour pour renforcer vos muscles.

🇷🇺 Ходите каждый день, это укрепит Ваши мышцы.

無理しないでやってください。

🇬🇧 Take it easy.

🇨🇳 请不要勉强。

🇰🇷 무리하지 않으셔도 됩니다.

🇪🇸 Tómeselo con calma.

🇫🇷 N'en faites pas trop.

🇷🇺 Старайтесь не перенапрягаться.

うまくできていますよ。

- 🇬🇧 You are doing very well.
- 🇨🇳 太棒了/做得太好了。
- 🇰🇷 잘 하고 계십니다.
- 🇪🇸 Lo está haciendo muy bien.
- 🇫🇷 C'est très bien.
- 🇷🇺 Очень хорошо.

トイレに歩いていきましょう。

- 🇬🇧 Let's walk to the toilet.
- 🇨🇳 走去卫生间吧。
- 🇰🇷 화장실에 걸어갑시다.
- 🇪🇸 Vamos a caminar hasta el baño.
- 🇫🇷 Marchons jusqu'aux toilettes.
- 🇷🇺 Давайте дойдем до туалета.

歩行器をおもちします。

- 🇬🇧 I will bring you a walker.
- 🇨🇳 我拿步行器来。
- 🇰🇷 보행기를 가져오겠습니다.
- 🇪🇸 Voy a traer un andador.
- 🇫🇷 Je vais vous apporter un déambulateur.
- 🇷🇺 Я принесу вам ходунок.

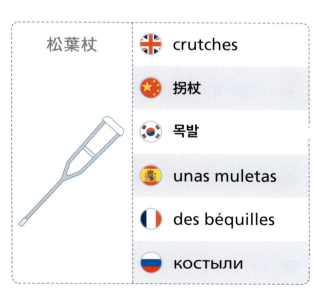

松葉杖

- 🇬🇧 crutches
- 🇨🇳 拐杖
- 🇰🇷 목발
- 🇪🇸 unas muletas
- 🇫🇷 des béquilles
- 🇷🇺 костыли

めまいがしたら教えてください。

🇬🇧 Please tell me if you feel dizzy.

🇨🇳 如走路蹒跚，请告知。

🇰🇷 어지러우시면 알려 주세요.

🇪🇸 Avíseme si se marea, por favor.

🇫🇷 Veuillez me dire si vous avez des vertiges/la tête qui tourne.

🇷🇺 Если почувствуете головокружение, пожалуйста, скажите.

腕を伸ばせますか。

🇬🇧 Can you straighten your arms?

🇨🇳 您能伸直手臂吗?

🇰🇷 팔을 뻗을 수 있습니까?

🇪🇸 ¿Puede extender el brazo?

🇫🇷 Pouvez-vous tendre vos bras ?

🇷🇺 Вы можете выпрямить руки?

脚を曲げられますか。

- 🇬🇧 Can you bend your legs?
- 🇨🇳 您腿能弯曲吗?
- 🇰🇷 다리를 구부릴 수 있습니까?
- 🇪🇸 ¿Puede doblar las rodillas?
- 🇫🇷 Pouvez-vous plier vos jambes ?
- 🇷🇺 Вы можете согнуть ноги?

腕を大きく広げると呼吸がしやすくなります。

- 🇬🇧 If you spread your arms wide open, breathing will be easier.
- 🇨🇳 张开手臂，比较容易呼吸。
- 🇰🇷 팔을 크게 벌리면 호흡이 쉬워집니다.
- 🇪🇸 Si extiende los brazos a lo ancho, podrá respirar mejor.
- 🇫🇷 Vous pourrez plus facilement respirer si vous ouvrez vos bras.
- 🇷🇺 Если Вы разведете руки в стороны, Вам будет легче дышать.

水分摂取は1000cc以内にしてください。

🇬🇧 Please limit your fluid intake to 1000 cc.

🇨🇳 水分摄取控制在1000cc以内。

🇰🇷 수분 섭취는 1000cc 이내로 해 주십시오.

🇪🇸 Limite el consumo de líquidos a menos de 1000cc.

🇫🇷 Veuillez ne pas boire plus de 1000 cc de liquide.

🇷🇺 Пожалуйста, не пейте больше 1 литра воды.

カロリーと塩分摂取量をコントロールする必要があります。

🇬🇧 You need to control your calorie and salt intake.

🇨🇳 您需要控制卡路里和盐分摄取量。

🇰🇷 칼로리와 염분 섭취량을 조절할 필요가 있습니다.

🇪🇸 Tiene que controlar las calorías y la ingesta de sal.

🇫🇷 Vous devez contrôler vos apports de calories et de sel.

🇷🇺 Вам необходимо контролировать потребление калорий и соли.

Part 8
退院

退院指導

明日ご帰宅できます。

- 🇬🇧 You can go home tomorrow.
- 🇨🇳 明天可以回家。
- 🇰🇷 내일 귀가하실 수 있습니다.
- 🇪🇸 Mañana podrá volver a casa.
- 🇫🇷 Vous pouvez rentrer chez vous demain.
- 🇷🇺 Завтра Вы сможете вернуться домой.

できるだけ体を休めてください。

- 🇬🇧 Please rest as much as you can.
- 🇨🇳 请好好休息。
- 🇰🇷 최대한 몸을 쉬게 해 주세요.
- 🇪🇸 Procure descansar lo máximo posible.
- 🇫🇷 Veuillez vous reposer autant que possible.
- 🇷🇺 Пожалуйста, постарайтесь больше отдыхать.

完治するのに6カ月くらいかかるかもしれません。

- 🇬🇧 A full recovery might take about 6 months.
- 🇨🇳 痊愈可能需要6个月左右的时间。
- 🇰🇷 완치하는 데 6개월 정도 걸릴 수 있습니다.
- 🇪🇸 Necesitará unos 6 meses para recuperarse por completo.
- 🇫🇷 Un rétablissement complet peut prendre environ 6 mois.
- 🇷🇺 На полное восстановление может уйти около 6 месяцев.

重いものを持たないようにしてください。

- 🇬🇧 Try not to carry heavy things.
- 🇨🇳 请不要提沉重物品。
- 🇰🇷 무거운 물건을 들지 않도록 해 주세요.
- 🇪🇸 Procure no tomar cosas de peso.
- 🇫🇷 Essayez de ne pas porter des choses lourdes.
- 🇷🇺 Пожалуйста, не поднимайте тяжестей.

腹圧をかけないようにしてください。

🇬🇧 Try not to put pressure on your abdomen.

🇨🇳 请不要向腹部施加压力。

🇰🇷 배에 압력을 가하지 않도록 해 주세요.

🇪🇸 Procure no dar presión a su abdomen.

🇫🇷 Evitez d'exercer une pression sur votre abdomen.

🇷🇺 Пожалуйста, старайтесь не напрягать живот.

常に患部を清潔で乾燥した状態にしてください。

🇬🇧 Please keep the area clean and dry at all times.

🇨🇳 患部需一直保持清洁干燥状态。

🇰🇷 항상 환부를 청결하고 건조한 상태로 만들어 주세요.

🇪🇸 Tenga siempre la parte afectada limpia y seca.

🇫🇷 Veuillez garder la partie traitée propre et sèche en permanence.

🇷🇺 Пожалуйста, поддерживайте это место в чистоте и сухости.

ケアマネージャに連絡を取ってよろしいですか。

- 🇬🇧 May I contact your care manager?
- 🇨🇳 我们可以联系您的专业护理人员吗?
- 🇰🇷 케어 매니저에게 연락해도 되겠습니까?
- 🇪🇸 ¿Puedo contactar con su cuidador?
- 🇫🇷 Puis-je contacter votre directeur de soins ?
- 🇷🇺 Можно ли мне связаться с куратором Вашего лечения?

以前とは違うサポートが必要ですか。

- 🇬🇧 Do you need any other support than you had before?
- 🇨🇳 需要跟以前不同的支援吗?
- 🇰🇷 이전과 다른 서포트가 필요하십니까?
- 🇪🇸 ¿Necesita alguna ayuda distinta a la anterior?
- 🇫🇷 Avez-vous besoin d'une assistance différente de ce que vous aviez ?
- 🇷🇺 Вам нужна какая-то помощь, кроме той, которую Вам предоставляли до сих пор?

薬剤師がご自宅で服用する薬をお渡しします。

🇬🇧 The pharmacist will give you the medicines to take at home.

🇨🇳 药剂师会把在家服用的药品递给您。

🇰🇷 약사가 집에서 복용할 약을 드릴 겁니다.

🇪🇸 El farmacéutico le llevará sus medicamentos a casa.

🇫🇷 Le pharmacien va vous donner les médicaments à prendre chez vous.

🇷🇺 Фармацевт выдаст Вам лекарства, которые Вам нужно будет принимать дома.

(〜の症状)が出たらすぐに来院してください。

🇬🇧 Come to the hospital immediately if you have...

🇨🇳 如出现〜，立即前来医院。

🇰🇷 〜가 나오면 곧바로 내원해 주십시오.

🇪🇸 Si tiene… venga al hospital de inmediato.

🇫🇷 Allez immédiatement à l'hôpital si vous avez…

🇷🇺 Вам нужно будет срочно обратиться в больницу, если…

会計で清算してください。

- 🇬🇧 Please settle the payment at the cashier.
- 🇨🇳 请到收款处结账。
- 🇰🇷 계산하는 곳에서 정산해 주십시오.
- 🇪🇸 Pague la factura en caja, por favor.
- 🇫🇷 Veuillez régler la facture à la caisse.
- 🇷🇺 Пожалуйста, оплатите счет в кассе.

次の予約は〜です。

- 🇬🇧 Your next appointment is on/at…
- 🇨🇳 下次预约是〜。
- 🇰🇷 다음 예약은 ~입니다.
- 🇪🇸 La próxima visita será…
- 🇫🇷 Votre prochain rendez-vous est prévu pour le …
- 🇷🇺 Ваш следующий прием назначен на…

退院・会計

これを外来会計にもっていってください。

🇬🇧 Please take this to the outpatient cashier.

🇨🇳 请将这个拿到门诊收款处。

🇰🇷 이것을 외래 환자 계산하는 곳에 가지고 가십시오.

🇪🇸 Lleve esto al cajero de las visitas ambulatorias.

🇫🇷 Veuillez apporter ceci à la caisse des consultations ambulatoires.

🇷🇺 Пожалуйста, отнесите это в кассу оплаты амбулаторных услуг.

自動支払機でお支払いください。

🇬🇧 Please pay at the machine.

🇨🇳 请在自动付款机上进行支付。

🇰🇷 자동 지불기에서 지불하십시오.

🇪🇸 Pague en la máquina automática, por favor.

🇫🇷 Veuillez payer à la machine.

🇷🇺 Пожалуйста оплатите в автомате.

現金でもキャッシュカードでもお支払いできます。

- 🇬🇧 You can pay by cash or credit card.
- 🇨🇳 现金和现金卡均可使用。
- 🇰🇷 현금 또는 현금카드로 지불할 수 있습니다.
- 🇪🇸 Puede pagar en efectivo o con tarjeta.
- 🇫🇷 Vous pouvez payer par carte de crédit ou en espèces.
- 🇷🇺 Возможна оплата как наличными, так и картой.

サインにしますか，暗証番号入力にしますか。

- 🇬🇧 Would you like to sign or enter your PIN number?
- 🇨🇳 签名还是输入密码?
- 🇰🇷 서명을 하시겠습니까, 아니면 비밀번호를 입력하시겠습니까?
- 🇪🇸 ¿Quiere hacerlo con firma o con un número secreto?
- 🇫🇷 Voulez-vous signer ou insérer votre code PIN ?
- 🇷🇺 Вы предпочитаете поставить подпись или ввести ПИН-код?

こちらが領収書です。

🇬🇧 Here is your receipt.

🇨🇳 这是发票。

🇰🇷 여기 영수증입니다.

🇪🇸 Aquí tiene su recibo.

🇫🇷 Voici votre reçu.

🇷🇺 Вот Ваш чек.

英語の領収証が必要ですか。

🇬🇧 Do you need your receipt in English?

🇨🇳 你需要英语发票吗?

🇰🇷 영어 영수증이 필요하십니까?

🇪🇸 ¿Necesita un recibo en inglés?

🇫🇷 Avez-vous besoin d'un reçu en anglais ?

🇷🇺 Вам нужен чек на английском языке?

外来の会計におたずねください。

- 🇬🇧 Please ask at the outpatient cashier.
- 🇨🇳 请咨询门诊收款处。
- 🇰🇷 외래 환자 계산하는 곳에서 문의해 주십시오.
- 🇪🇸 Pregunte en la caja de visitas ambulatorias, por favor.
- 🇫🇷 Veuillez vous renseigner à la caisse des consultations ambulatoires.
- 🇷🇺 Пожалуйста, обратитесь в кассу оплаты амбулаторных услуг.

なにか問題があれば聞いてください。

- 🇬🇧 If there is any problem, just ask me.
- 🇨🇳 如有任何疑问，请您随时咨询。
- 🇰🇷 무언가 문제가 있으면 문의해 주십시오.
- 🇪🇸 Si tiene algún problema, háganoslo saber, por favor.
- 🇫🇷 S'il y a un problème, demandez-moi.
- 🇷🇺 Если возникнут какие-то сложности, обращайтесь.

紹介状をお渡しします。

- 🇬🇧 We will give you a referral letter.
- 🇨🇳 递交介绍信。
- 🇰🇷 소개장을 드리겠습니다.
- 🇪🇸 Le entrego una carta de derivación.
- 🇫🇷 Nous allons vous donner une lettre de recommandation.
- 🇷🇺 Вам будет выдано направление.

20分でご用意できます。

- 🇬🇧 We can get it ready in 20 minutes.
- 🇨🇳 20分钟就可以准备好。
- 🇰🇷 20분 안에 준비할 수 있습니다.
- 🇪🇸 Estará listo en 20 minutos.
- 🇫🇷 Ce sera prêt dans 20 minutes.
- 🇷🇺 Мы можем подготовить это за 20 минут.

Part 9
服薬指導

薬剤の購入

これが処方箋です。

🇬🇧 Here is your prescription.

🇨🇳 这是处方。

🇰🇷 이것이 처방전입니다.

🇪🇸 Esto es su receta.

🇫🇷 Voici votre ordonnance.

🇷🇺 Вот ваш рецепт.

院内の薬局で薬を受け取ってください。

🇬🇧 Please get your medicine from the hospital pharmacy.

🇨🇳 请到医院内的药局领取。

🇰🇷 병원 내 약국에서 약을 받아 주세요.

🇪🇸 Tome los medicamentos en la farmacia del hospital.

🇫🇷 Veuillez acheter les médicaments à la pharmacie de l'hôpital.

🇷🇺 Пожалуйста, получите Ваши лекарства в аптеке при больнице.

会計のときに番号札を受け取ります。

- 🇬🇧 When you pay, you will get a slip with a number.
- 🇨🇳 支付后，会递交号码牌给您。
- 🇰🇷 지불 시에 번호표를 받으십시오.
- 🇪🇸 Después de pagar, le darán un número.
- 🇫🇷 Vous recevrez un billet numéroté au moment de payer.
- 🇷🇺 После оплаты Вам будет выдан номер.

スクリーンに番号が出ます。

- 🇬🇧 Your number will appear on the screen.
- 🇨🇳 屏幕上会显示号码。
- 🇰🇷 스크린에 번호가 나옵니다.
- 🇪🇸 El número saldrá en la pantalla.
- 🇫🇷 Votre numéro apparaîtra sur l'écran.
- 🇷🇺 Номера будут появляться на экране.

番号札を薬剤受付におもちください。

🇬🇧 Please take the slip to the pharmacy reception.

🇨🇳 请将号码牌拿到调剂处。

🇰🇷 번호표를 조제 접수처로 가져가세요.

🇪🇸 Entregue el número en la recepción de la farmacia.

🇫🇷 Veuillez apporter le billet au comptoir de la pharmacie.

🇷🇺 Предъявите номер в регистратуре больничной аптеки.

院外の薬局で薬を購入してください。

🇬🇧 Please pay and receive your medicine at a pharmacy outside the hospital.

🇨🇳 请到医院外的药局购买。

🇰🇷 병원 외 약국에서 약을 구입해 주십시오.

🇪🇸 Compre los medicamentos en una farmacia fuera del hospital.

🇫🇷 Veuillez payer et prendre les médicaments à la pharmacie a l exté rieur de l' hôpital.

🇷🇺 Пожалуйста, купите лекарства в аптеке вне больницы.

（薬は）本日を入れて4日以内にご購入ください。

- 🇬🇧 You have to get your medicine within 4 days including today.

- 🇨🇳 请在今天起4天内购买。

- 🇰🇷 오늘을 포함해서 4일 이내에 구입해 주십시오.

- 🇪🇸 Cómprelos antes de 4 días, contando hoy.

- 🇫🇷 Veuillez acheter les médicaments dans les 4 jours à partir d'aujourd'hui.

- 🇷🇺 Вам нужно купить лекарства в течение 4 дней, считая от сегодняшнего дня.

服薬の説明

毎食後1錠，1日3回服用してください。

- 🇬🇧 Please take 1 tablet after meals 3 times a day.
- 🇨🇳 饭后各服1片，1天3次。
- 🇰🇷 매 식사 후 1정, 1일 3회 복용하십시오.
- 🇪🇸 Tómese 1 pastilla 3 veces al día, después de cada comida.
- 🇫🇷 Prenez 1 comprimé 3 fois par jour après les repas.
- 🇷🇺 Принимайте по одной таблетке 3 раза в день после еды.

この薬は痛みを和らげると思います。

- 🇬🇧 This medicine should relieve your pain.
- 🇨🇳 这种药能够缓解疼痛。
- 🇰🇷 이 약은 통증을 완화시켜 줄 것입니다.
- 🇪🇸 Este medicamento debería aliviarle el dolor.
- 🇫🇷 Ce médicament devrait soulager votre douleur.
- 🇷🇺 Это препарат облегчит Вашу боль.

服薬の説明

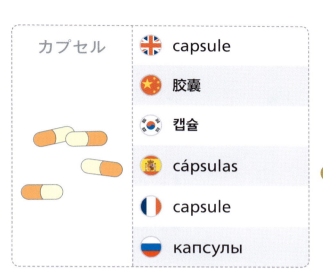

カプセル	
🇬🇧	capsule
🇨🇳	胶囊
🇰🇷	캡슐
🇪🇸	cápsulas
🇫🇷	capsule
🇷🇺	капсулы

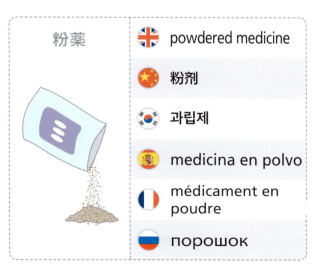

粉薬	
🇬🇧	powdered medicine
🇨🇳	粉剂
🇰🇷	과립제
🇪🇸	medicina en polvo
🇫🇷	médicament en poudre
🇷🇺	порошок

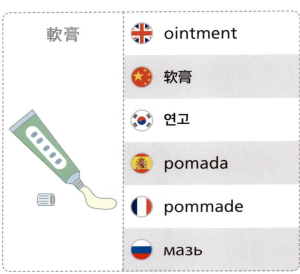

	軟膏
🇬🇧	ointment
🇨🇳	软膏
🇰🇷	연고
🇪🇸	pomada
🇫🇷	pommade
🇷🇺	мазь

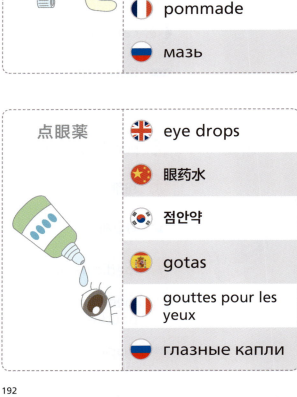

	点眼薬
🇬🇧	eye drops
🇨🇳	眼药水
🇰🇷	점안약
🇪🇸	gotas
🇫🇷	gouttes pour les yeux
🇷🇺	глазные капли

服薬の説明

市販薬	
	over-the-counter medicine
	药店药品
	시판약
	medicina sin receta
	médicament en vente libre
	безрецептурный препарат

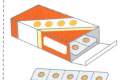

漢方薬	
	Chinese herbal medicine
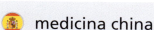	中药
	한방약
	medicina china
	médicament d'herbologie chinoise
	препарат традиционной китайской медицины

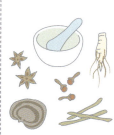

Part 9
服薬指導

鎮痛薬	
	painkiller
	止疼药
	진통제
	medicamento para el dolor
	anti-douleur
	обезболивающее

咳止め薬	
	cough medicine
	止咳药
	기침약
	medicamento parala tos
	médicament contre la toux
	средство от кашля

服薬の説明

抗生物質	
🇬🇧	antibiotics
🇨🇳	抗生素
🇰🇷	항생물질
🇪🇸	antibiótico
🇫🇷	antibiotique
🇷🇺	антибиотик

解熱薬	
🇬🇧	medicine for fever
🇨🇳	退烧药
🇰🇷	해열제
🇪🇸	medicamento para la fiebre
🇫🇷	médicament contre la fièvre
🇷🇺	жаропонижающее средство

胃腸薬	🇬🇧 digestive medicine
	🇨🇳 肠胃药
	🇰🇷 위장약
	🇪🇸 medicamento para los problemas digestivos
	🇫🇷 médicament contre les troubles digestifs
	🇷🇺 средство для улучшения пищеварения

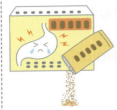

服薬間隔を少なくても6時間は空けてください。

🇬🇧 You should wait at least 6 hours before taking the next dose.

🇨🇳 服药时间相隔不少于6个小时。

🇰🇷 복약 간격을 적어도 6시간은 두십시오.

🇪🇸 Espere al menos 6 horas antes de volver a tomar la medicación.

🇫🇷 Veuillez attendre au moins 6 heures entre deux prises de médicament.

🇷🇺 Перерыв между приемами этого лекарства должен составлять не менее 6 часов.

抗生物質を3日間服用する必要があります。

- 🇬🇧 The antibiotics should be taken for 3 days.
- 🇨🇳 抗生素需要连续服用3天。
- 🇰🇷 항생제를 3일간 복용할 필요가 있습니다.
- 🇪🇸 Debe tomar antibióticos durante 3 días.
- 🇫🇷 Les antibiotiques doivent être pris pendant 3 jours.
- 🇷🇺 Антибиотик необходимо принимать в течение 3 дней.

この薬を飲んでいるときはお酒を飲まないでください。

- 🇬🇧 When taking this medicine, you should not drink alcohol.
- 🇨🇳 服药期间，请不要喝酒。
- 🇰🇷 이 약을 먹고 있을 때는 술을 드시지 마십시오.
- 🇪🇸 No tome alcohol con este medicamento.
- 🇫🇷 Veuillez ne pas boire de l'alcool pendant que vous prenez ce médicament.
- 🇷🇺 В период приёма этого лекарства нельзя употреблять алкоголь.

眠気や吐き気などの副作用を起こすかもしれません。

- 🇬🇧 You may have some side effects, such as drowsiness or nausea.
- 🇨🇳 可能会导致困倦或恶心等副作用。
- 🇰🇷 졸음이나 매스꺼움 등의 부작용을 일으킬 수도 있습니다.
- 🇪🇸 Puede tener efectos secundarios, como sueño o ganas de vomitar.
- 🇫🇷 Il peut y avoir des effets secondaires comme des somnolences ou des nausées.
- 🇷🇺 Возможны побочные эффекты, такие, как сонливость и тошнота.

この薬を飲んだら運転しないでください。

- 🇬🇧 Do not drive after taking this medicine.
- 🇨🇳 服用这个药后，请不要开车。
- 🇰🇷 이 약을 드시고 운전하지 마십시오
- 🇪🇸 No conduzca mientras tome esta medicina.
- 🇫🇷 Ne conduisez pas après la prise de ce médicament.
- 🇷🇺 После приёма этого лекарства нельзя водить автомобиль.

この温湿布を貼ってください。

- 🇬🇧 Put this warm patch on.
- 🇨🇳 请贴上这片膏药。
- 🇰🇷 이 핫파스를 붙여 주십시오.
- 🇪🇸 Póngase este parche caliente.
- 🇫🇷 Veuillez appliquer cette compresse chaude.
- 🇷🇺 Наклеивайте этот согревающий пластырь.

皮膚が痒くなったら湿布を外してください。

- 🇬🇧 If your skin becomes itchy, take the patch off.
- 🇨🇳 如皮肤发痒，请立即撕下膏药片。
- 🇰🇷 피부가 가려워지면 파스를 떼 주세요.
- 🇪🇸 Si nota picor, quítese el parche.
- 🇫🇷 Si vous avez des démangeaisons, enlevez la compresse.
- 🇷🇺 В случае появления зуда снимите пластырь.

座薬を使ったことはありますか。

🇬🇧 Have you used a suppository before?

🇨🇳 您用过栓剂吗?

🇰🇷 좌약을 사용한 적이 있습니까?

🇪🇸 ¿Ha usado supositorios alguna vez?

🇫🇷 Avez-vous déjà utilisé un suppositoire ?

🇷🇺 Вы когда-нибудь использовали свечи (суппозитории)?

この薬を肛門に入れてください。

🇬🇧 Put this medicine into your rectum.

🇨🇳 请将这个药推入肛门。

🇰🇷 이 약을 항문에 넣어주세요.

🇪🇸 Póngase este medicamento en el recto.

🇫🇷 Insérez ce médicament dans votre rectum.

🇷🇺 Это лекарство нужно вводить в анальное отверстие (в задний проход).

Part 10
緊急時

緊急時の表現

火事だ！

- 🇬🇧 Fire!
- 🇨🇳 着火了!
- 🇰🇷 불이야!
- 🇪🇸 ¡Fuego!
- 🇫🇷 Au feu !
- 🇷🇺 Пожар!

地震です！

- 🇬🇧 An earthquake!
- 🇨🇳 地震!
- 🇰🇷 지진이다!
- 🇪🇸 ¡Un terremoto!
- 🇫🇷 Un tremblement de terre !
- 🇷🇺 Землетрясение!

落ち着いてください。

- 🇬🇧 Please stay calm.
- 🇨🇳 请保持冷静。
- 🇰🇷 침착해 주십시오.
- 🇪🇸 Tranquilícese.
- 🇫🇷 Restez calme s'il vous plaît.
- 🇷🇺 Пожалуйста, сохраняйте спокойствие.

消防隊が来ます。

- 🇬🇧 The firefighters are coming.
- 🇨🇳 消防员来了！
- 🇰🇷 소방대가 옵니다.
- 🇪🇸 Los bomberos están de camino.
- 🇫🇷 Les pompiers arrivent.
- 🇷🇺 Пожарные выехали.

スタッフの指示に従ってください。

- 🇬🇧 Please follow the staff's instructions.
- 🇨🇳 请遵照员工的指示。
- 🇰🇷 직원의 지시에 따라 주십시오.
- 🇪🇸 Siga las instrucciones del personal, por favor.
- 🇫🇷 Suivez les instructions du personnel.
- 🇷🇺 Пожалуйста, следуйте указаниям сотрудников.

静かにして放送を聞いてください。

- 🇬🇧 Please be quiet and listen to the announcement.
- 🇨🇳 请安静听广播。
- 🇰🇷 조용히 하고 방송을 들어 주십시오.
- 🇪🇸 Manténgase en silencio y escuche los avisos del hospital.
- 🇫🇷 Restez tranquille et écoutez les annonces.
- 🇷🇺 Пожалуйста, соблюдайте тишину и слушайте объявления.

エレベータは使わないでください。

- 🇬🇧 Do not use the elevators.
- 🇨🇳 请不要使用电梯。
- 🇰🇷 엘리베이터는 사용하지 마십시오.
- 🇪🇸 No use los ascensores.
- 🇫🇷 N'utilisez pas les ascenseurs.
- 🇷🇺 Не пользуйтесь лифтом.

体を低くして煙を吸わないようにしてください。

- 🇬🇧 Stay low and try not to breathe in smoke.
- 🇨🇳 请压低身体避免吸入烟雾。
- 🇰🇷 몸을 낮춰 연기를 마시지 않도록 하십시오.
- 🇪🇸 Mantenga el cuerpo lo más bajo posible y procure no respirar el humo.
- 🇫🇷 Restez près du sol et essayez ne pas respirer de la fumée.
- 🇷🇺 Пригнитесь и постарайтесь не вдыхать дым.

非常口を使ってください。

- 🇬🇧 Use the emergency exit.
- 🇨🇳 请使用紧急出口。
- 🇰🇷 비상구를 사용해 주십시오.
- 🇪🇸 Utilice la salida de emergencia.
- 🇫🇷 Utilisez la sortie de secours.
- 🇷🇺 Воспользуйтесь запасным выходом.

建物から離れてください。

- 🇬🇧 Please get away from the building.
- 🇨🇳 请离开建筑物。
- 🇰🇷 건물에서 멀리 떨어져 주십시오.
- 🇪🇸 Aléjese del edificio.
- 🇫🇷 Eloignez-vous du bâtiment.
- 🇷🇺 Отойдите подальше от здания.

頭を守ってください。

- 🇬🇧 Protect your head.
- 🇨🇳 请保护头部。
- 🇰🇷 머리를 보호해 주십시오.
- 🇪🇸 Protéjase la cabeza.
- 🇫🇷 Protégez votre tête.
- 🇷🇺 Защищайте голову.

この建物は安全です。

- 🇬🇧 This building is safe.
- 🇨🇳 这座建筑物很安全。
- 🇰🇷 이 건물은 안전합니다.
- 🇪🇸 Este edificio es seguro.
- 🇫🇷 Ce bâtiment est sans danger.
- 🇷🇺 Это здание в безопасности.

窓や大きな家具から離れてください。

- 🇬🇧 Stay away from the windows and large pieces of furniture.
- 🇨🇳 请远离窗边和大件家具。
- 🇰🇷 창문이나 큰 가구에서 멀리 떨어져 주십시오.
- 🇪🇸 Apártese de las ventanas o muebles grandes.
- 🇫🇷 Éloignez-vous des fenêtres et des grands meubles.
- 🇷🇺 Держитесь подальше от окон и крупной мебели.

机や椅子の下に隠れてください。

- 🇬🇧 Hide under the desk or chair.
- 🇨🇳 请躲到桌子和椅子下方。
- 🇰🇷 책상이나 의자 밑에 숨어 주십시오.
- 🇪🇸 Escóndase debajo de una mesa o una silla.
- 🇫🇷 Cachez-vous sous un bureau ou une chaise.
- 🇷🇺 Укрывайтесь под столами или стульями.

この辺りにいてください。

- 🇬🇧 Please stay in this area.
- 🇨🇳 请到这边来。
- 🇰🇷 이 근처에 계십시오.
- 🇪🇸 No se mueva de aquí, por favor.
- 🇫🇷 Veuillez rester à proximité.
- 🇷🇺 Пожалуйста, оставайтесь здесь.

私と一緒に来てください。

- 🇬🇧 Please come with me.
- 🇨🇳 请跟我来。
- 🇰🇷 저와 함께 가 주십시오.
- 🇪🇸 Venga conmigo, por favor.
- 🇫🇷 Venez avec moi.
- 🇷🇺 Пожалуйста, пойдемте со мной.

INDEX

あ

項目	ページ
仰向け	81, 104
上げる	141
顎をのせる	97
脚	3
―を曲げる	171
足	5, 115
足首	5
頭	3
―を守る	207
現れたり消えたりする	22
ありがとうございます	35
歩く	167, 168
アルコール	92
アレルギー	75, 92
暗証番号	181
安全	207
案内	130, 139

い

項目	ページ
息を吸う（吐く，止める）	79, 99
行く	129, 130, 134
医師	155, 158, 162, 163
椅子	208
痛み	6, 45, 71, 72, 190
位置の調整	109
胃腸薬	196
一般病棟	134
以内	172, 189
祈り	135
入れ歯	108
インフルエンザ	9

う・え

項目	ページ
受付	68, 188
受け取る	186
動かない	98
うつぶせ	82
腕	5, 115
―を出す	84, 87, 91
―を伸ばす	170
―を広げる	171
運転	198
エスカレーター	131
エレベーター	130, 132, 205
塩分摂取	172

お

項目	ページ
大部屋	123, 125
お金をおろす	133
お気の毒に	48
押さえる	94
お酒	197
お小水	149
おしり	5
お膳	153
お大事に	36
落ち着いて	203
お茶	139
お通じ	149, 155
お腹	3, 117
おはようございます	34
お風呂	144
おへそ	3
重いもの	175
お湯	139

か

項目	ページ
会計	179, 180, 183
外出届	159
回診	155
階段	131
回転する	103, 104
買う	127, 142, 188, 189
鍵	138
書く	42

家具	208
確認する	44
隠れる	208
火事	202
肩	3
カフ	85
カプセル	191
花粉症	12
痒い	199
借りる	127
カロリー摂取	172
眼科	28
看護師	36, 37, 122, 145, 147, 149, 157
乾燥	176
完治	175
漢方薬	193

き

聞く	70
起床	154
帰宅	174
貴重品	137
記入	55, 56, 121
気分が悪い	114
希望	125, 151
気持ち悪い	102
キャッシュカード	181
救急病棟	135
急性の	21
ギュッと締めつけられるような	19
強化する	167
胸痛	7
許可	158
金庫	137
金属類	96, 108, 113
筋肉	167

く

くしゃみ	10
薬	54, 76, 101, 105, 178, 186, 188, 189, 190, 197, 198, 200
口を開ける	80
靴を脱ぐ	80
首	3
クレジットカード	143
詳しく話す	71

け

ケアマネージャ	177
継続的な	22
携帯電話	140
外科	29
血圧	84, 86, 148
血液検査	91
結核	11
げっぷ	101
解熱薬	195
煙を吸わないようにする	205
下痢	13, 73, 106
現金	181
健康保険	54, 58
検査着	95
検査結果	112
検査台	105

こ

抗生物質	195, 197
肛門	200
声をかける	157
呼吸	171
呼吸器科	23
国籍	53
腰	5
ーに手を当てる	9
個室	123

骨折	17
粉薬	191
こぶしを握る	92
コントロール	172
こんにちは	34
こんばんは	35

さ

サイン（署名）	112, 122, 181
作業療法士	38
作成	164
刺すような	19
冊子	126
サプリメント	76
サポート	177
座薬	200
残念ですが	153
産婦人科	26

し

ジェル	117, 118
歯科	30
識別	128
持参する	126
地震	202
したいですか	33
視聴	142
歯痛	8
湿布	96, 199
質問	40, 46
していいですか	32
してください	32
自動支払機	180
自動販売機	133
支払い	59, 180, 181, 187
市販薬	193
耳鼻咽喉科	27
しまう	137

シャツを上げる	78
シャワー（室）	144, 145, 146
宗教	151
住所	53
手術	162
出血	94
循環器科	24
紹介状	57, 62, 184
消化器科	24
症状	54, 70, 72, 178
消灯	154
消毒	78
小児科	25
消防隊	203
食後	190
食中毒	14
処方箋	186
書類	122
診察券	56, 61, 121
心臓発作	15
診断書	163
心電図	115
心配	46, 49, 151

す

水分摂取	172
ずきずきする	20
スクリーン	187
進む	132
スタッフの指示	204
頭痛	6
すみません	102
鋭い	18
座る	43, 77

せ・そ

整形外科	25, 120
清潔	176

清算	179
清拭	156
精神科	28
生年月日	53, 91
性別	53
咳	10
咳止め薬	194
説明する	147, 162, 163
背中	4
狭い空間	113
センサー	115
喘息	11
洗たく機	142
洗面道具	127
専門医	61
造影剤	110, 111
袖をまくる	84

た

体位	156
退院	174
体温	54, 63, 147
体温計	63
体重をかける	166
大変ですね	48
たずねる	132, 149
立つ	97, 165
建物	206, 207

ち

チクっとする	93
地図	129
昼食	150
朝食	149
鎮痛薬	194

つ

追加料金	62, 123
つかまる	104
机	208
伝える	47, 157
冷たい	115

て

手	5
ーを開く	93
提出する	159
手首	5
手すり	104
手伝う	40, 45
テレビ	142
点眼薬	192
電話	140
電話番号	53, 125

と

トイレ	88, 90, 168
同意書	112
糖尿病	16
登録	60
特定機能病院	62
特別な食事	151

な

ナースコール	143
ナースステーション	122
内科	23
名前	41, 53, 67, 88, 91
軟膏	192

に

日課	147
鈍い	18
荷物	77
入院	120, 147
入院生活	126

213

入院申込用紙	121
尿検査	88
妊娠	96

ね・の

寝返り	166
熱	9, 72
寝巻き	127
眠気	198
捻挫	17
脳神経外科	29
飲む	76, 102, 103, 105, 107, 139, 198

は

売店	127
排尿	89
吐き気	12, 198
離れる	208
バリウム	101, 102, 106
貼る	199
番号札	187, 188
反対側	118
販売機	141

ひ

膝	3
ーを曲げる	82
肘	5
非常口	206
泌尿器科	26
皮膚科	27
標識	146
病棟	157
貧血	16

ふ

ファイル	68, 120
拭く	156
腹圧	176
副作用	111, 198
腹痛	7
服薬間隔	196
服用	178, 190, 197
ふくらはぎ	5
服を脱ぐ	95
太もも	3
プリペイドカード	141, 142

へ

平熱	64
ペースメーカー	113
ベジタリアン料理	152
ベッド	109, 141
便	106, 107
便器	89
返金	60
便通	74

ほ

放送	204
保険会社	60
保険証	121
歩行器	169
保証人	122
ボタン	114
発作	15
発疹	13

ま・み

マスク	75
待つ	64, 65, 66
松葉杖	169
マナーモード	140
迷う	132
慢性の	21

右	132
水	105, 107
脈拍	87, 148

む

向く	79, 100, 118
胸	3, 115
－が締めつけられる	85
無理せず	167
無料	123

め・も

めまい	14, 170
面会時間	159
もつ	138, 175
薬剤師	37, 178
焼けるような	20

や・ゆ・よ

休める	174
薬局	186, 188
和らげる	190
夕食	150
ゆっくり話す	41
用意する	184
腰痛	8
要望	157
横になる	43, 81
予約	57, 145, 179

ら・り

来院	178
ラウンジ	140
楽にする	99
理学療法士	38
リストバンド	128
リハビリテーション	165
リモコン	141
流動食	154
領収書	182
旅行保険	59

れ・ろ・わ

冷蔵庫	142
連絡	125, 177
廊下	134, 153
ロッカー	138
ワゴン	153

その他

ATM	133
CT検査	108
X線検査	95, 101
24時間体制	158

病院で役に立つ
ゆびさし6カ国語会話手帳

2017年 5 月 20 日　第 1 版第 1 刷発行

■ 編著（日英）　芦田ルリ　　　あしだるり

■ 発行者　　　　鳥羽清治

■ 発行所　　　　株式会社メジカルビュー社
　　　　　　　　〒162-0845 東京都新宿区市谷本村町2-30
　　　　　　　　電話　03（5228）2050（代表）
　　　　　　　　ホームページ http://www.medicalview.co.jp/

　　　　　　　　営業部　FAX 03（5228）2059
　　　　　　　　　　　　E-mail　eigyo@medicalview.co.jp

　　　　　　　　編集部　FAX 03（5228）2062
　　　　　　　　　　　　E-mail　ed@medicalview.co.jp

■ 印刷所　株式会社 廣済堂

ISBN 978-4-7583-0962-2 C3047

©MEDICAL VIEW, 2017.　Printed in Japan

・本書に掲載された著作物の複写・複製・転載・翻訳・データベースへの取り込みおよび送信（送信可能化権を含む）・上映・譲渡に関する許諾権は，（株）メジカルビュー社が保有しています．
・**JCOPY**〈出版者著作権管理機構 委託出版物〉
本書の無断複製は著作権法上での例外を除き禁じられています．複製される場合は，そのつど事前に，出版者著作権管理機構（電話 03—3513—6969，FAX 03—3513—6979，e-mail：info@jcopy.or.jp）の許諾を得てください．

・本書をコピー，スキャン，デジタルデータ化するなどの複製を無許諾で行う行為は，著作権法上での限られた例外（「私的使用のための複製」など）を除き禁じられています．大学，病院，企業などにおいて，研究活動，診察を含み業務上使用する目的で上記の行為を行うことは私的使用には該当せず違法です．また私的使用のためであっても，代行業者等の第三者に依頼して上記の行為を行うことは違法となります．